PINGLEZHENGGU "JINZHIGUCUO"
LILUN JI LINCHUANG YINGYONG

平乐正骨"筋滞骨错"

理论及临床应用

主编　赵明宇

河南科学技术出版社

·郑州·

内容提要

平乐正骨"筋滞骨错"理论是河南省洛阳正骨医院河南省骨科医院颈肩腰腿痛科赵明宇主任提出，并在临床实践过程中不断补充、丰富起来的中医筋病学理论。全书共分四章。第一章为平乐正骨"筋滞骨错"理论，包括概论和诊疗思维；第二章为平乐正骨"筋滞骨错"的诊断；第三章为平乐正骨"筋滞骨错"治疗方法；第四章为平乐正骨"筋滞骨错"的临床应用。本书最鲜明的特点是原创性、创新性、实践性、普遍性，对中医筋病学有广泛的指导意义。本书适合中医筋病学理论研究与临床实践者阅读参考。

图书在版编目（CIP）数据

平乐正骨"筋滞骨错"理论及临床应用/赵明宇主编. —郑州：河南科学技术出版社，2019.4
ISBN 978-7-5349-9464-7

Ⅰ.①平… Ⅱ.①赵… Ⅲ.①正骨手法 Ⅳ.R274.2

中国版本图书馆 CIP 数据核字（2019）第 018850 号

出版发行：河南科学技术出版社
北京名医世纪文化传媒有限公司
地址：北京市丰台区丰台北路 18 号院 3 号楼 511 室　　邮编：100073
电话：010-53556511　010-53556508
策划编辑：邓　为　张怡泓
文字编辑：郭春喜
责任审读：周晓洲
责任校对：龚利霞
封面设计：吴朝洪
版式设计：崔刚工作室
责任印制：陈震财
印　　刷：郑州市毛庄印刷厂
经　　销：全国新华书店、医学书店、网店
开　　本：720 mm×1020 mm　1/16　　**印张**：11.5　　**字数**：146 千字
版　　次：2019 年 4 月第 1 版　　2019 年 4 月第 1 次印刷
定　　价：39.00 元

主编简介

赵明宇 医学博士,主任医师,硕士研究生导师,现任河南省洛阳正骨医院河南省骨科医院颈肩腰腿痛科主任。

学术兼职:世界中医药学会联合会脊柱健康专业委员会常务理事、河南省中医疼痛分会常委兼秘书长、河南省推拿分会常委兼副秘书长、河南省医学科学普及学会颈肩腰腿痛专业委员会副主任委员、河南省中医药学会整脊分会副主任委员、郑州市中西医结合学会颈肩腰腿痛病专业副主任委员、郑州市中医药学会推拿学会副主任委员、河南省医学工程学会肌骨超声分会常务委员。

所获荣誉称号:新疆维吾尔自治区民族团结一家亲先进个人、开发建设新疆奖章获得者、郑州市首届名医、郑州市五一劳动奖章获得者、郑州市21世纪中医人才、郑州市中医药科技先进工作者、郑州市中医先进工作者、河南省干部保健先进工作者、郑州市干部保健先进工作者、郑州市百姓喜爱的十大健康专家。

所获奖项:2013年,《动态拔伸手法治疗膝骨关节炎的临床研究》,获河南省中医药科技成果二等奖(第一名);2013年,《腰腹联合手法治疗腰椎间盘突出症的临床研究》,获郑州市科学技术进步二等奖(第一名);2014年,《腰腹联合手法治疗腰椎间盘突出症的影像学评价》,获河南省中医药科技成果二等奖(第二名)。2017年,《腰背肌锻炼对腰椎间盘突出症患者多裂肌形态及临床疗效的影响》,获河南省中医药科技成果一等奖(第二名)。2018年,平乐正骨"筋滞骨错"理论获河南省中医药成果一等奖(第一名)。

编者名单

主　编　赵明宇

编　者　（以姓氏笔画为序）

王秋生　王鸿雁　水根会　李金辉

李静伟　宋懿泽　张向东　赵　启

赵利敬　周献伟　袁　帅　秦庆广

寇赵浙　廉　杰

韦 序

洛阳平乐正骨是我国中医骨伤科重要的流派之一，200 余年来逐渐形成了较为完整的学术思想及临床诊疗体系，在国内外产生了较为广泛、深远的影响。60 年前，我在河南省平乐正骨学院学习，有幸跟随高云峰先生、郭维淮先生学习平乐正骨理论及正骨技术。从参加工作至今，洛阳平乐正骨的学习经历对我产生了很大的影响，我也一直在关注着平乐正骨的传承与发展。

中医理论认为，"无风不作眩""无痰不作眩"。随着现代诊疗技术的进步与发展，我们发现寰枢关节半脱位、椎动脉型颈椎病等也能引起以眩晕为主的临床症状，运用中医正骨手法、针灸等特色治疗技术也能解决眩晕问题。如何把中医基础理论、中医骨伤科学理论及现代治疗技术有机结合起来去指导我们的临床实践活动，如何更加丰富我们的中医筋病学理论使其更好指导筋病的诊疗，是我们中医骨伤科都在关注的一个问题。赵明宇同志在继承平乐正骨学术理论体系的基础之上，结合自己的临床实践，提出了平乐正骨"筋滞骨错"理论，对学科的发展及临床的诊疗都是有所裨益的。他从中医的角度阐述了筋与骨在生理、病理及在临床实践应用当中的关系，其学术观点有一定的创新性，临床使用价值比较高，对同道同仁思考筋与骨的关系提供了一个思路。

今日，欣闻赵明宇同志将自己的学术观点整理成册，由我给这本书作序，我欣然接受。寥寥数语，以激励后进，愿明宇同志在学术道路上百尺竿头，更进一步！也请同道同仁给予批评指正。

国 医 大 师 韦贵康

广西中医药大学终身教授

2017 年 8 月 8 日

张 序

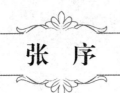

　　21 世纪,中医骨伤科疾病谱发生了改变,颈肩腰腿痛疾病成为困扰人民群众健康的一大难题。随着社会经济水平的发展、社会医疗保障体系的完善、人民群众对健康质量要求的提高,采用非手术绿色疗法解决颈肩腰腿痛疾病备受患者的青睐。回归自然、返璞归真已成大势所趋,这为中医药学科的建设与中医药健康产业的发展带来了良好的机遇。

　　洛阳正骨(平乐正骨)距今已有 220 余年的历史,是我国中医骨伤科重要的学术流派之一,具有重要的学术地位和广泛的社会影响。在颈肩腰腿痛疾病的临床诊疗过程中,洛阳正骨较好地保持了其中医传统特色疗法,并不断发展创新,结合现代医学的特点,逐步丰富和完善了平乐正骨筋病学理论体系,平乐正骨"筋滞骨错"理论就是其重要组成部分之一。

　　平乐正骨"筋滞骨错"理论以中医基础理论为指导,遵循唯物主义辩证法,并结合针灸学、推拿学、现代解剖学、生物力学、运动康复医学及现代辅助诊查技术,形成了独具一格的中医筋病学诊疗思维体系。它根源于临床实践活动中的疑难问题,既分析了筋与骨发生病理变化后的关系,即"筋滞骨错",又阐述了平乐正骨"筋滞骨错"理论的哲学观、平衡观、有形观与无形观及辩证思维方法,对中医筋伤科疾病的解决、对洛阳正骨的传承与发展、对中医筋病学理论的丰富与完善,都是有所裨益的。今日,欣闻赵明宇博士所著《平乐正骨"筋滞骨错"理论及临床应用》一书即将付梓,以飨读者,实为可喜可贺之事,谨志数语,为之作序。

河南省卫生和计划生育委员会副主任　张重刚
河南省中医管理局局长
2017 年 2 月 14 日

自　序

　　中医学对筋的认识由来已久,早在商代甲骨文卜辞中就有"疾手""疾肘""疾胫"等病名的记载;《周礼·天官》载有"以酸养骨,以辛养筋,以咸养脉,以甘养肉"的理论;《吕氏春秋·古乐篇》介绍有"昔陶唐之始,阴多滞伏而湛积……民气郁阏而滞着,筋骨瑟缩不达,故作为舞以宣导之",以导引治疗筋骨病。待《黄帝内经》《难经》《神农本草经》等医籍问世,奠定了中医学的理论基础,也奠定了筋伤的理论基础。《黄帝内经》中除有"筋"的概念外,还有"筋膜""经筋""宗筋"等名称,并提出了"宗筋主束骨而利关节也"。《素问·痿论篇》,说明了人体的筋附着于骨上,其主要功能是连接关节、络缀形体、主司关节运动等。因此,凡是肢体运动功能障碍或丧失的病变,都可责之于筋。《素问·长刺节论篇》曰:"病在筋,筋挛节痛,不可以行,名曰筋痹。"《灵枢·经筋》曰:"经筋之病,寒则反折筋急,热则筋弛纵不收,阴痿不用。"《黄帝内经》对"筋"的论述内容是很丰富的,不但其提出的有关概念一直沿用到现代,而且以后中国历代医家对于"筋"的生理、病理的论述都是在《黄帝内经》的基础上阐发的。《神农本草经》则记载了60多种治疗骨折绝筋、腰痛、痹痛的药物,至今仍在临床治疗筋伤疾病中经常使用。唐代蔺道人著《仙授理伤续断秘方》,强调动静结合、筋骨并重、内外兼治、医患合作的治疗思想,逐步成为筋伤诊疗的基本原则。宋元时期,李仲南著《永类钤方》、危亦林著《世医得效方》等逐步确立了治疗创伤活血化瘀、养血舒筋和培元固肾的三期用药原则。明代朱棣等著的《普济方》、异远真人著的《跌损妙方》、李时珍的《本草纲目》和王肯堂著的《证治准绳》等著作,都收集了大量有关筋伤治疗的方剂、药物和医案等资料。清代吴谦等编著的《医宗金鉴·正骨心法要旨》,对筋伤的诊断和手法治疗有了明确的记载。该书把正骨手法归纳为摸、接、端、提、推、拿、按、摩八法,其中的"摸"法主要用于筋伤疾病的诊断,"推、拿、按、摩"等手法则主要用于治疗各种筋骨伤疾病。

中华人民共和国成立以后,党和政府十分重视发掘、继承和发展传统中医药学。中医学犹如枯木逢春,欣欣向荣,蒸蒸日上。高等中医院校、中医院、骨伤专科医院、骨伤科研院所相继建立,培养了大批临床科研人才,使过去靠"师授家传"的筋伤诊疗技术得以系统整理研究、提高,并涌现出大批专著,如郭维淮著的《平乐正骨》、郭汉章著的《实用正骨学》、郭春园著的《平乐郭氏正骨学》、石筱山著的《正骨疗法》、王子平等编著的《祛病延年二十势》、朱兴恭著的《临床正骨学》、李国衡著的《伤科疗法》、杜自明著的《中医正骨经验概述》,以及《刘寿山正骨经验》《陈氏祖传正骨疗法》《林如高正骨经验》《李墨林按摩疗法》等。20 世纪 70 年代开始,随着现代科学技术手段开展,对筋伤临床观察、基础理论、手法机制、药效药理的研究取得了一定成果。各类学术团体建立并广泛进行学术交流和研讨,促进了筋伤理论、诊断、治疗的提升和发展。

实践没有止境,理论创新也没有止境。世界每时每刻都在发生变化,人们对疾病的认识也每时每刻都在发生变化,我们的医学理论也在人们探索真知的过程中不断地发展创新。我们对筋骨的认识也是如此。

中医学认为,骨是支持人体的支架,筋附于骨上,大筋联络关节,小筋附于骨外。连属关节,络缀形体,司关节及肢体的运动,均有赖筋骨的功能。《素问·宣明五七论》说:"久视伤血,久卧伤气,久坐伤肉,久立伤骨。"肢体之筋骨持续受到外力积累则引起损伤筋滞即筋的异常,除了"筋离槽"之外,可表现为筋强、筋歪、筋断、筋走、筋粗、筋翻、筋弛、筋纵、筋卷、筋挛、筋转、筋离、筋长、筋骤、筋缩等多种形式。然而,先贤对筋骨认识皆是由中医骨伤出发,是对筋骨本身疾病的认识,而由筋引起的筋源性疾病没有系统的认识,甚至是空白领域。筋处于从属地位,没有独立的中医筋病学理论的整理归纳。

一个全新的、独立的中医筋病学理论的出现符合发展的需求。随着信息化时代、老龄化社会的到来,工作生活方式改变,疾病谱随之发生改变,筋骨退行性疾病呈现的高发病率、高复发率、年轻化趋势,给社会、家庭带来巨大的经济负担。中医筋病学是解决这一问题的关键性理论研究,符合健康中国大政方略及人类社会的发展需求。针灸学科以经筋病为主线,以经释筋;中医骨伤科学讲求筋骨并重,但重骨轻筋;中医内科的筋源性疾病重症轻筋。筋均处于从属地位,目前尚无独立的专门的筋病学针对性研究。由于历史条件限制,科学技术发展水平制约,使得现有筋病学相关理论陈旧,且不能指导临床解决问题。21世纪,科技进步发展,新理论、新技术的推广应用,推动了筋病学发展进步。学界流派纷呈,学说众多,缺乏兼容并包、集大成者,没有任何一个流派系统地完整地整理总结筋病学理论。洛阳正骨经过220余年的发展,在学术思想及临床经验积累方面均取得丰硕的成果,中医筋病学的研究是其进一步发展的重要方向,自身初步具备了完成这一理论研究的条件。

　　平乐正骨"筋滞骨错"理论是在平乐正骨理论的基础上继承和发展起来的筋病学理论。其内涵有狭义与广义之分:其狭义内涵指筋骨本身的一种病理状态,导致筋骨空间位置结构发生改变和(或)生理功能状态发生异常;其广义的内涵指筋骨本身及其相关组织结构的病理改变,导致筋骨局部和(或)全身生理功能发生异常。其思想基石是以哲学观、平衡观、有形观与无形观为核心的三大诊疗理念。在此基础之上,平乐正骨"筋滞骨错"理论在认识疾病、防治疾病的过程中,逐步形成了以整体与局部辩证统一、动与静有机结合、功能与结构统筹兼顾为总纲的辩证思维方法。它既蕴涵了深厚的中国传统哲学、中医学的基本思想,又结合了现代医学中解剖学、生物力学、运动医学、康复医学的诊疗理念,并在中医骨伤科临床实践活动中得到了验证。

　　在此之前,我们在理论总结、临床实践、科研方面初步取得了一些成果。下一个阶段,我们将继续遵循中医药学科自身发展规律,创新发展中医筋病学理论,充分吸取现代科学技术最新进展,使其进一步充实完善。坚持筋病理论研究指导临床的原则，重在研究筋病理论基础、病因病机及辨证论治规律，提高筋病及其相关疾病的临床疗效。以筋病学理论为基础，探索筋病诊疗中的新技术、新标准，制定筋病学临床常见病的规范化方案，并推广应用于临床实践，以佐证其科学价值。

路漫漫其修远兮，吾将上下而求索。整理出这本小册子，是我们对过去工作的总结，也是对未来工作的计划与鞭策。倘若能够对同道在中医筋病学的研究中有所裨益，更是我们所追求的幸事。仓促成书，所及内容有许多不完善之处，请广大同仁多多提出宝贵意见，感激之情不胜言表。

赵明宇

2017 年 11 月 29 日于郑州

前　言

随着信息化社会、老龄化社会到来,现代筋病学疾病谱发生了改变,退行性疾病发病率高、复发率高、趋于年轻化,给社会、家庭带来了巨大的负担。筋病学的深入研究有助于解决颈肩腰腿痛等退行性疾病,符合"健康中国"大政方略及人类社会的发展需求。

现有中医筋病学专著知识陈旧,创新性不强,难以适应当代社会背景下中医筋伤病诊疗的需求。随着现代医学中解剖学、生物力学、运动医学、康复医学及现代辅助诊查技术的应用与发展,人们对筋病的认识也逐步深入,符合学科发展要求的理论思想亟待产生。

传统中医骨伤科流派存在重骨轻筋的现象,对流派筋病理论的梳理与总结工作缺乏支持。平乐正骨"筋滞骨错"理论的总结有益于平乐正骨学术理论体系的丰富与完善,对其他中医骨伤科流派的发展也有一定的借鉴意义。

平乐正骨"筋滞骨错"理论是在平乐正骨理论的基础上继承和发展起来的中医筋病学理论。它既蕴含了深厚的中国传统哲学、中医学、平乐正骨学术流派的基本思想,又结合了现代医学中解剖学、生物力学、运动医学、康复医学的诊疗理念,并在中医骨伤科临床实践活动中得到了验证。它们的外延具有普遍性,内涵反映了疾病的本质,能够起到认知中医骨伤科疾病的作用。本书详细阐述了平乐正骨"筋滞骨错"理论的内涵、哲学观、平衡观、有形观与无形观、辩证思维,比较了与"骨错缝、筋出槽""十二经筋"的异同点,引入了可视化中医概念,并基于该理论对颈椎病、肩周炎、腰椎间盘突出症、膝关节骨性关节炎等疾病的临床诊疗方法进行了讲解。该书适用于中医筋病诊疗的全过程,为中医骨伤科、疼痛科、康复科、针灸推拿科医师,开展筋病学诊疗实践提供了有益的指导和借鉴。

平乐正骨"筋滞骨错"理论是在临床实践活动中提炼出来的。从临床实践到理论,再由理论到临床实践,循环往复以至无穷。在每一个循环中,都会进一步产生更高一级的认识。就好像对平衡理论的理解,随着临床实践活动的进一步深入,我们就会认识到更高层次的平衡。

从动笔到定稿已有近一年的时间,撰写平乐正骨"筋滞骨错"理论是对探索筋病学自身发展规律的有益尝试。对于筋病学的研究来说,有许多创新性的工作还须同道一起努力开拓,为了促进筋病学的完善和发展,我希冀有更多的同道并肩努力!成果是奋斗出来的!

赵明宇

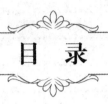

目 录

第一章　平乐正骨"筋滞骨错"理论

一、平乐正骨"筋滞骨错"概论

平乐正骨"筋滞骨错"理论是在平乐正骨理论的基础上继承和发展起来的筋病学理论。其内涵有狭义与广义之分:其狭义内涵指筋骨本身的一种病理状态,导致筋骨空间位置结构发生改变和(或)生理功能状态发生异常;其广义的内涵指筋骨本身及其相关组织结构的病理改变,导致筋骨局部和(或)全身生理功能发生异常。其思想基石是以哲学观、平衡观、有形观与无形观为核心的三大诊疗理念。在此基础之上,平乐正骨"筋滞骨错"理论认识疾病、防治疾病的过程中,逐步形成了以整体与局部辩证统一、动与静有机结合、功能与结构统筹兼顾为总纲的辩证思维方法。它既蕴含了深厚的中国传统哲学、中医学的基本思想,又结合了现代医学中解剖学、生物力学、运动医学、康复医学的诊疗理念,并在中医骨伤科临床实践活动中得到了验证。

平乐正骨"筋滞骨错"理论在临床治疗中强调中医辨证与西医辨病相结合、整体辨证与局部辨证相结合、以筋为先、以衡为用的治疗原则。注重综合运用各种中医疗法个体化应用治疗各类颈肩腰腿痛疾病。其中治疗方法中手法治疗占有十分重要地位,其分为治筋手法和治骨手法,治筋手法是通过理筋、活筋、松筋手法,如点穴、擦法推拿、按摩等,以通经活络、滑利关节、活血止痛、分离粘连,达到筋松痛止的目的;治骨手法是通过各种动关节的手法,如定点旋转、不定点松解、三步法治疗等,

1

以改变突出组织和受压神经根的位置关系,达到骨正痛消的目的。平乐正骨"筋滞骨错"理论对平乐正骨理论的继承与发展主要体现在以下几个方面。

1. 平乐正骨"筋滞骨错"理论是对平乐正骨传统理论的继承与发展

在历史社会长期实践中,骨伤科学不断发展和完善。明、清以后逐步形成以经络穴位辨证施治,手法外治的少林派和以薛己为首的主张八纲辨证,药物内服为主的学派。平乐正骨 200 多年来继承并发展了两大学派的学术观点,形成了独特的平乐正骨的学术思想,即整体辨证、筋骨并重、内外兼治、动静互补。平乐正骨整体辨证强调人身是一个整体,为一个小天地,牵一发而动全身。强调在早期用祛瘀接骨方药,中期用活血接骨方药,后期用补肝肾接骨方药,并应结合患者情况,进行辨证施治。筋骨并重强调人体筋与骨是相互依赖、相互为用的。强调即使是单纯的筋伤,从治疗开始也应注意不断维持和发挥骨的支撑和筋的约束与运动作用。只有这样才能加速创伤的痊愈,收到事半功倍之效。内外兼治强调筋骨损伤,势必连及气血。强调既治外形之伤,又治内伤之损;既用内服药物,又用外敷药物;既用药物辨证施治,又注意手法接骨续筋。平乐正骨"筋滞骨错"理论在继承的基础上,强调认识疾病整体辨证的同时,还强调整体与局部辩证统一。整体与局部不能脱离对方而单独存在,要学会正确处理整体与局部、局部与局部的关系,把整体认识建立在局部分析之上;又要从整体的角度出发,去分析整体状态下的局部。从而更好地诊断、治疗疾病。遵循动中有静,静中有动,动静结合,将动与静有机结合的原则。注重功能与结构统筹兼顾,平乐正骨"筋滞骨错"理论认为,中医骨伤科任何疾病的变化发展过程都可以归结为功能与结构这两方面的辩证作用及发展变化。在临床实践活动中,我们要从整体的角度出发,将功能与结构统筹兼顾,以更好地提升疾病诊疗能力。继承并发扬了平乐正骨内外兼治理论,既强调对人体外在之筋骨的调节,又注重调理人体各大脏器、经络、腧穴。

2. 平乐正骨"筋滞骨错"理论对"十个平衡"的应用与发展

平乐郭氏正骨第七代传人郭艳幸主任医师"十个平衡"即：平乐正骨气血共调平衡论认为,气血失衡是分析研究伤科诸疾病机的基础。调理气血、恢复气血之平衡为伤科之治疗大法。平乐正骨筋骨互用平衡论认为,筋与骨在生理上相互依存,保持着动态平衡;在病理上互相影响,筋骨失衡是伤科疾病之重要病机。筋骨互用平衡论的核心是重视人体筋与骨的关系,强调筋与骨相互依存、相互为用。平乐正骨动静互补平衡论强调动静两者相互为用、互补平衡才能达到良好的治疗效果,从而促进伤科疾病的康复。平乐正骨五脏协调平衡论认为,伤科疾病的病机必须重视五脏失衡。治疗伤科疾病的目的就是要促进气血与筋骨安和、恢复五脏平衡。平乐正骨形神统一平衡论认为,形神失调是伤科疾病的重要病机。在治疗伤科疾病的各个阶段都要充分关注形与神的辩证关系,做到形神共养、动静互涵,加强医患合作,充分调动患者的主观能动性,从而加速患者的康复进程。平乐正骨天人合一平衡论认为,天人和谐失调是伤科疾病的重要病机,内外失调、违逆四时,或社会环境不利,均可导致天人和谐失调,导致气血失和,筋骨失衡,伤科诸症遂生。平乐正骨运用天人合一平衡论指导伤科临床,强调在伤科疾病的预防、诊断、治疗、康复等各个阶段都要从整体观念出发,三因制宜,个性化施治,方能收到理想的效果。平乐正骨标本兼顾平衡论认为,标与本是对立统一的,明确标本轻重缓急、把握标本的辩证关系是确立伤科疾病治则、治法的基础。在诊治伤科疾病的过程中,应充分认识标与本的辩证关系,标本兼顾,从而达到最好的治疗效果。平乐正骨膳食平衡论认为,膳食平衡是筋骨健康的基本保证,膳食失衡是伤科疾病的重要病机。应根据五脏失衡、气血失调、筋骨失衡的具体情况,辨证施膳,以调节、恢复身体"平衡",促进疾病的恢复。平乐正骨起居有常平衡论认为,起居有常是筋骨健康的基本保证。起居有常、作息有时、饮食有节、劳逸结合、畅悦情志、房事有度,则能保持脏腑健运、气血调和、筋骨平衡;反之,则气血逆乱,筋骨失衡。平乐正骨平衡思想的哲学基础认为,平乐正骨平衡思想是关于人体生理与病理、健康与疾病关系的一种辩证平衡观,从祖国传统文化中探求其哲学基础,进一步阐释其平衡思想的实质,可以更好地继承、挖掘和发扬平乐正骨。

"十个平衡"清晰阐明了平乐正骨平衡理论的重要性。脊柱的稳定和平衡受到破坏是颈腰痛疾病发生的主要病理机制。因此,防治退行性颈肩腰腿痛疾病要从调节人体的平衡,尤其是脊柱的力学平衡入手。平乐正骨"筋滞骨错"理论以"十个平衡"理论为基础,加深了对平衡思想的认识。它强调不平衡是绝对的,平衡是相对的,而不平衡的绝对性与平衡的相对性是辩证统一的。在诊疗疾病的过程中应以唯物主义辩证法的观点去认识平衡与不平衡,进而指导临床实践活动。我们关注静态的平衡,但更重视动态的平衡。这给临床诊疗疾病提供了总体的指导原则。平衡的形式是多种多样的。从结构上讲包括,系统内部结构之平衡、系统与系统之平衡、系统与环境之平衡、系统特定环境下之平衡、系统之循环平衡。从构成人体物质的角度讲,包括气血津液之平衡、脏腑之平衡、物质与功能之平衡。从人体部位讲,包括上下平衡、左右平衡、前后平衡、内外平衡。从形态上讲,包括有形之平衡与无形之平衡。但无论如何划分,从根本上讲是阴阳之平衡。根据平衡的不同的特性,结合临床实际情况,总结出平衡的八大特性:平衡的相对性、平衡的动态性、平衡的多样性、平衡的阶段性、平衡的规律性、平衡的因果性、平衡的机遇性和平衡的矛盾性。以哲学思想为指导,以临床应用为目的,以临床效果为检验标准,平乐正骨"筋滞骨错"理论对平衡思想有了更深一步的阐述和发挥。

3. 平乐正骨"筋滞骨错"理论对平乐正骨"平脊疗法"的应用与发展

平乐正骨"平脊疗法"是运用牛顿力学原理结合临床解剖学知识调节失去正常平衡结构的脊柱,使其恢复正常平衡状态或代偿状态的一种治疗和预防的方法。简言之,就是调节脊柱平衡防治脊柱病的一种方法。平脊疗法可以改善失调的脊柱内、外平衡,达到消除或减轻其疼痛,最终恢复其正常脊柱功能的目的。平脊疗法理论认为,脊柱是一个整体,在人体运动过程中,脊柱产生规律运动,保持一定的平衡,此平衡与阻尼振动平衡理论相关,不超越平衡点。维持此平衡的有筋骨平衡、动静力学平衡、内外平衡、上下平衡、前后平衡等。脊柱的某个部位发生病变,在脊柱整体上,必然导致整个脊柱平衡的破坏,常出现脊柱上下平衡破坏;在病变局部,脊柱内外源性力学平衡系统破坏,致使筋与骨相互依存的动态平衡关系筋骨平衡破坏。通过平脊手法改变脊柱失衡的小关节,从而恢复脊柱生物力线,恢复颈曲、胸曲及腰曲的相对平衡稳定;最后通过个体化功能锻炼恢复脊柱周围动力肌的功能、脊柱的动静力学功能、脊柱正常生理曲度和相对平衡的状态,从而达到脊柱生理曲度及运动功能的恢复。平乐正骨"筋滞骨错"理论充分发掘平乐正骨"平脊疗法"理论的思想精华,将其应用到脊柱及四肢关节的筋病治疗中去。

4. 平乐正骨"筋滞骨错"理论的成果

平乐正骨"筋滞骨错"理论在形成、发展过程中,逐步总结出平乐正骨"筋滞骨错"理论哲学观、平乐正骨"筋滞骨错"理论平衡观、平乐正骨"筋滞骨错"理论有形观与无形观、平乐正骨"筋滞骨错"理论的辩证思维等思想理论体系。颈肩上肢同治治疗颈椎病,腰腹联合手法治疗腰椎间盘突出症,髋膝踝同治治疗腰椎间盘突出症,牵引下通督手法治疗慢性下腰痛,骨盆下肢同调治疗髋关节病,动态拔伸手法松解股四头肌治疗膝骨关节炎,针灸手法联合治疗踝关节病等特色治疗方案,并取得显著的临床疗效。

在科研方面,以平乐正骨"筋滞骨错"理论为支撑的科研项目也取得了丰硕的成果。近年来,获批 2016 年度河南省科技攻关项目一项:项目名称:《平乐筋滞骨错理论研究》,项目编号:162102310062。获批 2015、2016 年度河南省中医药研究专项四项:①《平乐正骨"筋滞骨错"理论研究》,项目编号:2015ZY02007。②《基于平乐筋滞骨错理论治疗骶髂关节紊乱症的临床研究》,项目编号:2016ZY2087。③《基于平乐筋滞骨错理论治超早期功能锻炼对腰椎间盘突出症的临床研究》,项目编号:

2016ZY3025。④《平乐郭氏手法配合中药熏洗治疗股髋关节撞击综合征的临床研究》,项目编号:2016ZY2026。获批2015年度洛阳市科技计划项目一项:《基于平乐"筋滞骨错"理论治疗膝关节骨性关节的临床研究》,项目编号:1503004A-5。获批2014年度河南省正骨研究院科研项目一项:《基于平乐"筋滞骨错"理论治疗肩周炎的临床研究》。

平乐正骨"筋滞骨错"理论是在临床实践活动中提炼出来的。从临床实践到理论,再由理论到临床实践。从平乐正骨传统理论到平乐正骨"十大平衡"理论,"平脊疗法",再到"筋滞骨错"理论。每一步平乐正骨人都付出了巨大的努力。随着临床实践活动的进一步深入,对平乐正骨理论的研究也在不断地完善,不断地传承与发展。

二、平乐正骨"筋滞骨错"诊疗思维

1. 平乐正骨"筋滞骨错"理论的内涵

平乐正骨"筋滞骨错"理论是在临床实践过程中逐步形成的。它是一种筋与骨在各种因素影响后的病机变化,主要包括筋与骨的空间结构位置异常和生理功能状态异常两个方面。其内涵有狭义与广义之分:其狭义内涵指筋骨本身的一种病理状态,导致筋骨空间位置结构发生改变和(或)生理功能状态发生异常;其广义的内涵指筋骨本身及其相关组织结构的病理改变,导致筋骨局部和(或)全身生理功能发生异常。

(1)筋滞的内涵:筋在人体有其正常位置,但受到各种因素的损伤或体位改变的关系,筋的空间位置结构发生改变和(或)生理功能状态发生异常,甚至出现全身的功能活动失调,称之为筋滞,此为狭义的筋滞。广义的筋滞称为筋病,包括筋伤、筋痹、筋痿、筋挛、筋急、筋纵、经筋病等病变,是指以筋的病变为主的一类疾病,是中医骨伤科疾病的重要组成部分。随着人类生活方式的改变及老龄化社会的到来,以肢体疼痛和功能失用为主要临床表现的筋滞(筋病)已发展成为临床常见病,近年呈现出高发病率和年轻化的趋势。

（2）骨错的内涵：骨与骨之间通过肌腱韧带软骨关节囊等软组织的维系而保持正常空间位置及生理功能，由于外力损伤或体位改变肌肉强烈收缩持续劳损等原因而使骨缝发生错乱脱位，从而表现为正常生理功能异常，称为骨错。中医古籍中将骨错描述为骨缝开错、骨缝裂开、骨缝间微有错落、骨缝参差等。现代医学将其归纳为小关节紊乱、小关节半脱位等范畴。

（3）筋滞与骨错的关系：筋滞骨错是颈肩腰腿痛疾病的主要病因病机。筋滞即筋不通顺，包含有不通、不荣、不柔、不顺、不畅、不在槽等含义。颈肩腰腿痛疾病病因病机是筋骨的异常，这早已成为共识。但是，我们认为，强调筋的异常在疾病的发生发展及治疗转归上有着十分重要的意义。一方面，筋的异常是疾病发生和存在的主要矛盾，几乎所有颈肩腰腿痛疾病疼痛及功能障碍均因筋（软组织）的异常引起，同时也正是因为筋的异常，发展到一定程度才逐渐导致骨错，骨错又反过来进一步加重了筋滞。另一方面，筋的异常在疾病中更加普遍，更加主要，临床治疗中充分重视筋异常的调理和疏通，同时兼顾骨错，往往可以收到满意的临床治疗效果。

中医学认为，骨是支持人体的支架；筋附于骨上；大筋联络关节；小筋附于骨外。连属关节，络缀形体，司关节运动，肢体的运动，有赖筋骨的功能。《素问·宣明五七论》说："久视伤血，久卧伤气，久坐伤肉，久立伤骨"肢体之筋骨持续受到外力积累则引起损伤筋滞即筋的异常，除了"筋离槽"之外，可表现为筋强、筋歪、筋断、筋走、筋粗、筋翻、筋弛、筋纵、筋卷、筋挛、筋转、筋离、筋长、筋骤、筋缩等多种形式。清代《医宗金鉴·正骨心法要旨·手法总论》中载有："……则骨之截断、碎断、斜断，筋之弛、纵、卷、挛、翻、转、离、合，虽在肉里，以手扪之，自悉其情。"《手法释义》中载："摸者，用手细细摸其所伤之处，或骨断、骨碎、骨歪、骨正、骨软、骨硬，筋强、筋柔、筋歪、筋正、筋断、筋走、筋粗、筋翻、筋寒、筋热，以及表里虚实，并所患之新旧也，先摸其或为跌仆，或为错闪，或为打撞，然后依法治之。"筋骨的异常主要是功能异常，其临床症状主要表现为疼痛及功能障碍。然而到目前为止,临床上并无确切证据表明临床症状和体征与可能存在的结构异常密切相关。

筋滞可自行恢复原有位置,而骨错须通过手法纠正才能复位。筋滞久之可引起骨错,骨错必然伴随筋滞,在临床上对于既有筋滞又有骨错者,当以揉筋,令其和软,将筋按捺入原处,再施以矫正手法,使作用力深达骨关节部位,令骨缝对合,最终恢复骨合筋舒的正常状态。

2. 平乐正骨"筋滞骨错"理论的哲学观

平乐正骨"筋滞骨错"理论以中医基础理论为支撑,遵循唯物主义辩证法,在不断地临床实践过程中,逐渐形成了以独特平衡观为核心理念的平乐正骨筋滞骨错理论哲学观。平乐正骨筋滞骨错理论哲学观主要从三个方面阐述其核心理念:①不平衡是绝对的,平衡是相对的。②我们重视静态的平衡,更注重动态的平衡。③平衡的形式是多种多样的。

(1)不平衡是绝对的,平衡是相对的:平乐正骨筋滞骨错理论哲学观认为,不平衡是绝对的,平衡是相对的,而不平衡的绝对性与平衡的相对性是辩证统一的。在诊疗疾病的过程中应以唯物主义辩证法的观点去认识平衡与不平衡,进而指导临床实践活动。

辩证唯物主义认为,不平衡的绝对性与平衡的相对性是辩证统一的。一方面,不平衡是绝对的,平衡是相对的;另一方面,绝对的不平衡中存在着相对的平衡,相对的平衡中存在着绝对的不平衡,即不平衡中有平衡,平衡中有不平衡。不承认平衡中蕴含着不平衡,否认不平衡的绝对性,把筋骨乃至人体生命看作是一成不变的,就会走向形而上学;相反,不承认不平衡中有平衡,否认相对平衡的作用,就会滑向相对主义。

中医学理论体系自形成之初,在阐述人体生理、病理等理论之时,就紧密结合古代哲学思想。《素问·宝命全形论》曰:"人生有形,不离阴阳。"皮肉为阳中之阳,筋骨为阳中之阴。再继续分,皮肤为阳中之阳,肌肉为阳中之阴;筋为阴中之阳,骨为阴中之阴。人体出现颈肩腰腿痛疾病时,被认为筋骨之空间结构或功能状态出现异常,导致脊柱、关节之动力系统与静力系统失衡,故而恢复并维持机体的平衡状态是防治的关键。恰如《素问·生气通天论》所言:"阴平阳秘,精神乃治。"国内外专家在不断探索各种能够恢复机体平衡的诊疗手段,平乐正骨人亦在不懈努力,并逐渐形成独特平衡观理念。

(2)注重静态平衡,但更注重动态平衡:平乐正骨筋滞骨错理论强调,关注静态平衡,但更重视动态平衡。这给临床诊疗疾病提供了总体的指导原则。

阴阳对立双方不是静止不变,而是在此盛彼衰、此增彼减的运动变化中。在阴阳消长中,阴阳双方保持着相对的动态平衡,这种平衡是动态的常阈平衡,即非绝对的静态平衡。就机体的生理活动而言,机体内各器官之间、机体各功能之间、机体与机体功能之间、机体与外界环境之间,均需维持动态平衡,才保护机体正常的运动规律。一旦阴阳消长超出了正常生理限度(常阈),机体的动态平衡失调,疾病由此而生。阴阳失调,治贵在调。通过各种方法调整阴阳,使机体重新建立气血脏腑筋骨的动态平衡。即"谨察阴阳之所在而调之,以平为期"。

就机体生理而言,气血的循环贯注,津液的环流代谢,饮食的消化吸收,筋骨的生理活动等,均是在机体内部及机体与外界环境的动态变化中实现的。

就病理而言,不论是风寒湿侵袭、气机不调、长期姿势不良、慢性劳损、急性损伤均为阴阳动态平衡失调所致。而筋滞骨错、气滞血瘀、筋骨失荣,则为机体功能失常的病理结果。总之,无论是整体与局部,还是筋与骨,只要动态平衡失调,就引起脏腑经络、筋骨气血、表里内外等各种病理变化。

就疾病的诊断而言,目前筋病临床主要诊断手段均以 X 线、CT、MRI 等结构性影像技术为主。患者来就诊时,检查时采取的体位是静止的,影像资料所呈现的是静止状态下的状况,而临床上要解决的患者的症状却是在运动中不断变化的,是动态的。故而,能客观反映患者机体功能状态下生理、病理情况的诊断技术成为研究的方向。我院影像中心采用负重位 MRI 技术,更加客观地反映颈、腰椎生理及病理状态下椎间盘硬膜囊及椎间孔、椎管、椎体序列等的状态,可为颈、腰椎退行性疾病的诊断提供可靠依据。我院影像中心利用作为功能影像的红外热成像技术(IPT),将腰背肌筋膜炎患者的红外热像图表现分为高温、混合温度、低温三种形式。红外热成像图在静息态下采集漏诊或误诊率较高,张斌青等冰敷干预后动态观察红外热成像图上软组织及周围神经损伤组织温度恢复的速度和程度,为准确区分病变软组织与周围或健侧正常组织,可为软组织疾病的诊断提供一定的依据。

就疾病的防治而言,我们治疗的目的必须是恢复患者筋与骨动态的平衡。只有理顺滞而不通的软组织,再整复错位的骨关节,纠正机体筋骨局部与局部、局部与整体、整体与环境之间的失衡状态,恢复机体的动、静态平衡,才能够更好地协调机体的内外平衡,从而使气血阴阳平衡。在治疗原则上,坚持中医辨证与西医辨病相结合、整体辨证与局部辨证相结合、以筋为先以衡为用。制定以治筋手法和正骨手法为主的多样化个性化诊疗方案。中医学主张,未病先防,既病防变,其要旨亦在调节人体阴阳偏颇而使之处于生理活动的动态平衡。

(3)平衡的形式是多种多样的:平乐正骨筋滞骨错理论认为,平衡的形式是多种多样的。从结构上讲,包括系统内部结构之平衡、系统与系统之平衡、系统与环境之平衡、系统特定环境下之平衡、系统之循环平衡。从构成人体物质的角度讲,包括气血津液之平衡、脏腑之平衡、物质与功能之平衡。从人体部位讲,包括上下平衡、左右平衡、前后平衡、内外平衡。从形态上讲,包括有形之平衡与无形之平衡。但无论如何划分,从根本上讲是阴阳之平衡。

平衡形式的多样性,要求我们在临床上诊疗实践活动中应关注平衡的形式。我们应当维护三种平衡:①形态平衡,从整体或局部看,保持正常的外观形态。②结构平衡,其基础是关节或跨关节的肌肉、肌腱、韧带等组织结构完整。③功能平衡,机体在中枢神经支配下,顺利完成各项生理功能的平衡。我们应该避免两种倾向:①过分注重平衡,而忽视了不平衡。一味地追求平衡,不该采用手术,最后却采取手术治疗;或者该采用手术治疗,而采取内固定治疗;或者内固定治疗该短节段固定的最后采用了长节段固定。②认为平衡是绝对的,有毛病不去治疗,等到严重失衡,这样使治疗的难度加大,有的不得不采用手术治疗。

平乐正骨人针对平衡形式的多样性,创造出各具特色的颈肩腰腿痛临床治疗方案。鲍铁周等发现了颈椎牵引的最优角度、时间,采用颈椎优值牵引加提拉推顶手法治疗颈椎病,在不同的治疗阶段恢复筋骨相应的动态平衡。鲍铁周、毛书歌等从恢复筋骨结构平衡和功能平衡的角度出发,采用牵弹三步法治疗腰椎间盘突出症、牵复三步法治疗寰枢关节错缝,临床疗效显著。《难经本义》说:"阴阳经络,气相交贯,脏腑腹背,气相通应。"现代解剖学认为,腰椎的稳定,后缘靠腰背的竖脊肌,前缘靠紧贴后腹膜的腰大肌和腹内压。腹内压是稳定腰椎的主要内动力。赵明宇等采取腰腹联合手法治疗腰椎间盘突出症,临床疗效显著。赵明宇等动态拔伸手法松解股四头肌治疗膝骨关节炎,在纠正"骨错"之前,先松解腰臀部及股四头肌,再根据整体观念处理腰椎小关节错缝、骨盆倾斜及膝关节错缝,从而最大限度地恢复关节的稳定性,使骨与筋重新在动态手法中达到新的平衡。赵明宇等以整体观念为指导,通过调整骨盆来纠正跟痛症患者双下肢假性不等长;以根据手足顺对法、头足逆对法取穴行针刺,边行针,边令患者活动患足,以疏导经气,使针穴与患处经气相牵引,效如桴鼓。廉杰等应用平乐正骨"筋滞骨错"理论治疗骶髂关节紊乱症,以筋为先,以衡为用,临床效果显著。《素问·阴阳应象大论》曰:"察色按脉,先别阴阳。"赵永娟等强调早期腰椎早期功能锻炼,静中有动,力求机体动静的动静平衡。赵明宇等通过脉象来诊察机体气血阴阳的偏颇,进而通过针灸、中草药来调和阴阳。

根据病情,或"从阴引阳,从阳引阴",或"以左治右,以右治左",或"病在上者下取之,病在下者上取之"等。制定的诊疗方案,避免了"头痛医头,脚痛医脚"的弊端。

平乐正骨筋滞骨错理论的哲学观是在临床实践活动中提炼出来的。从临床实践到理论,再由理论到临床实践,循环往复以至无穷。在每一个循环中,都会进一步产生更高一级的认识。就好像对平衡的理解,随着临床实践活动的进一步深入,我们就会认识到更高层次的平衡。

3. 平乐正骨"筋滞骨错"理论的平衡观

平乐正骨"筋滞骨错"理论善于用平衡的思想辩证地看待人体生理与病理、健康与发病的关系。中医学认为,一切疾病发生的根本原因在于体内各种矛盾关系(如阴阳、气血、经络、脏腑等)的失调,机体整体或局部的生理呈现不协调、不规律、不完整之态,从平衡观的角度看即是平衡失调。平乐正骨"筋滞骨错"理论从平衡的相对性、平衡的动态性、平衡的多样性、平衡的阶段性、平衡的规律性、平衡的因果性、平衡的机遇性和平衡的矛盾性等八个部分深入地探讨认识。

(1)平衡的阶段性:平乐正骨"筋滞骨错"理论认为,筋病的发展可分为早、中、晚三期,而相应的平衡也是有阶段性的,筋病早期多主要表现为"筋"的不平衡而导致的各种形式的"筋滞",如筋强、筋歪、筋离、筋长、筋骤、筋缩等。《黄帝内经》言:"诸筋者,皆属于节。"在筋病的早期,不平衡主要累及筋的范畴,治疗时应积极寻找并恢复筋的平衡,即纠正肌肉、肌腱的痉挛、错位、嵌顿等病变,并配合相应的理筋手法维持平衡的稳态;而中期指的是筋病迁延不愈或误治后初累及骨,此时仍以筋的病变为主,但已出现了一定程度的"骨错"现象,治疗时应以恢复筋的平衡为主,筋顺则"骨错"自复;如果筋病迁延日久累及骨致使筋骨同病则单纯纠正的"筋滞"难以实现真正的平衡,而必须筋骨并重,理筋手法配合正骨手法恢复筋、骨的平衡状态。

(2)平衡的规律性:平乐正骨"筋滞骨错"理论认为,平衡和不平衡都是有一定的规律性的。平衡的规律相对易于寻找,而不平衡的规律不易寻找,但不平衡的规律对临床疾病的诊断、治疗均有着更重要的指导意义。

《素问·气交变大论》有云"五运之政,犹权衡也,高者抑之,下者举之,化者应之,变者复之",这便说的是自然界和人体存在着某种平衡的规律。而《素问·六微旨大论》中提到的"亢则害,承乃制,制则生化"则是解释了这种平衡的调节机制。《素问·生气通天论》曰"阴阳离决,精神乃绝",这是一种阴阳失衡的状态,同时也是许多疾病的基本病理。《老子》云:"万物负阴而抱阳,冲气以为和。"相对来讲,"筋滞骨错"理论认为不平衡的发生和发展亦是有规律的。正如《伤科补要》曰:"是跌打损伤之证,恶血留内,则不分何经皆以肝为主,盖肝主血也,败血必归于肝。"即是对于跌仆损伤类疾病气血失衡发展规律的总结归纳,认为跌仆损伤所造成的离经之血最终需经肝疏泄除瘀,这势必会加重肝之负担,重者至肝之疏泄功能失常,肝体失养,甚至木病及土,至肝郁脾虚之证,这就告诉我们在处理外伤类疾病时除了应用活血化瘀之法外,需配合疏肝解郁之法,避免疾病发展至败血归肝、肝郁及脾的地步。

（3）平衡的因果性:平乐正骨"筋滞骨错"理论认为,平衡与不平衡都存在着内因和外因,而外因常常通过内因起作用。

中医学理论认为,各种疾病都有着不同的内因和外因,外因如风、寒、暑、湿、燥、火等六淫邪气,跌仆损伤等;内因则有情志不调、脏腑气血阴阳的紊乱等。上述各种内因和外因也会互相影响而干预着疾病的发展进程,明代《正体类要》提出"肢体损于外,则气血伤于内,营卫有所不贯,脏腑由之不和"正是这个道理。

《素问遗篇·刺法论》有云"正气存内,邪不可干",指的是人体正气充沛时候能够抵抗邪气,维持体内的阴阳平衡,与此相似的论述还有。同时我们还应意识到,在筋病类疾病发生发展时,体内的正气存在着一定的自我康复作用,即在正气充沛的情况下疾病大多有自愈倾向,当疾病向愈发展时,应顺应其固有的规律,而避免过多的干预,避免打乱机体由不平衡向平衡的发展趋势,而将现有的不平衡扩大化,甚至因误治而制造新的不平衡;而当患者的症状日渐加重而不见好转时则说明该患者机体的正气不足,阴阳失调,体内的不平衡趋势愈演愈烈,此时则必须通过外因来改变内环境,即补正驱邪,在筋病学范畴即是通过康复锻炼改善筋骨的现有状态,同时纠正已经发生的筋滞、骨错等不平衡,给机体恢复自我平衡创造环境。

如临床中常见的腰椎间盘突出症患者,在通过牵引、针灸等较缓和的治疗后,如果症状在稳定地好转,则可先继续行以上治疗以促进机体寻找合适的自我平衡点;如果现有的治疗策略对患者的症状缓解不明显,甚至一直有渐进性加重表现,则必须在基础治疗的基础上通过正骨手法纠正筋、骨的异常,为机体自我平衡建立基础。

(4)平衡的机遇性:平衡的机遇性与平衡的阶段性关系密切,平乐正骨"筋滞骨错"理论认为疾病在发展至某一阶段时,存在着该阶段的若干治疗时机,如果未能把握或误治,则疾病会进入下一个阶段,而该阶段同样会存在着数个治疗时机。此外,不同治疗时机因采用的治疗方法不尽相同,其治疗结局亦有差异。

平衡的寻找具有特定的机遇性,如发生急性腰扭伤时,6～8小时进行手法整复是最佳选择,如果失去了这个时机,则腰痛需要进行综合治疗才能缓解,且需要更长的治疗时间,甚至发展为慢性腰痛;再如平乐"牵弹三步法"治疗腰椎间盘突出时一般需要经过10～15日的牵引、针灸等系统的综合治疗后,待因疼痛、骨错等原因引起的腰部肌肉痉挛缓解并趋于稳定时,进行正骨手法调整椎体的相对位置,建立新的平衡。

(5)平衡的矛盾性:平乐正骨"筋滞骨错"理论认为,在疾病发生发展的不同时期,不平衡状态也存在着主要和次要矛盾,在诊断方面应准确找到"筋"和"骨"的主要矛盾,正如《素问·阴阳应象大论》所说"审其阴阳,以别柔刚"。如在临床中经常遇到的腰腿痛患者,引起其症状的原因常常很复杂,遇到此类患者要首先辨别其症状是椎管内原因还是椎管外原因、是血管性疼痛还是神经性疼痛、是神经根病变还是周围神经病变……抑或是多重病因同时作用的表现,寻找到主要矛盾后则针对性的应用相应的治法,针对性地各个击破,从而达到一个相对稳定的平衡状态,缓解患者症状,即《素问·至真要大论》言:"谨察阴阳所在而调之,以平为期。"临床诊疗时遇到复杂患者,最忌在治疗时想要兼顾所有症状,每每有此念则大多适得其反,欲消百症而一症难愈。反之,找到不平衡的主要矛盾后,有主次地针对性解决则往往有"填一壑而诸沟皆平"之效。

总结

平衡观在中医学的诸多方面均有其独到的价值,它普遍存在于阴阳学说、五行学说、藏象学说等中医基础理论。平乐正骨"筋滞骨错"理论,在中医骨伤科学的临床工作中应重视平衡,正视平衡,在生理上强调自体的生理平衡,在病理状态上突出对不平衡的寻找与把握,在治疗上则着重于纠正失衡状态,把恢复和维持人体的平衡作为目标。平乐正骨"筋滞骨错"平衡观作为一种对人体生理、病理及临床诊断、治疗的辩证思维方式,与祖国传统哲学思想联系紧密,同时也吸取了现代医学的先进理论,在一代代正骨人的努力下,它将随着时代的进步和科学的发展而不断丰富创新。

4. 平乐正骨"筋滞骨错"理论的有形观与无形观

平乐正骨"筋滞骨错"理论以中医基础理论为支撑,遵循中国古代辩证唯物主义思想,并结合中医学、针灸学、推拿学、现代解剖学、生物力学、运动康复医学及现代辅助诊查技术,形成了独具一格的中医筋病学诊疗思维体系。平乐正骨"筋滞骨错"理论的有形观与无形观是其三大核心理念之一。有形观与无形观是辩证统一的整体,在临床实践诊疗中,我们不能将二者割裂开,去片面的认识人体筋骨疾病的诊疗活动。只有从整体观念出发,辩证地将有形观与无形观有机结合起来,才能对人体筋骨疾病的诊疗活动形成全面的、正确的认识,这对中医筋骨病学的诊疗实践具有极其重要的指导意义。本文从有形观、无形观、有形观与无形观的辩证关系三个方面对其进行详细阐述,以飨同道。

(1)平乐正骨"筋滞骨错"理论的有形观:有,名万物之母。人生而有形,脏腑、筋骨皆属于此范畴,功能、力线亦属于此范畴。平乐正骨"筋滞骨错"理论有形观认为,有形分为可视之有形和不可视之有形,可视之有形是有形之体的根本存在,不可视之有形是有形之体的外在表现。中医思维给人以模糊、不确定、不可视,在诊疗疾病的过程中,我们立足于中医临床思维,借助现代医学理论及现代辅助诊查技术将其呈现出来,把可视之有形更加立体化,把不可视之有形更加直观化,也就是我们想实现的,可视化中医。

1)可视之有形:可视之有形是有形之体的根本存在,脏腑、筋骨皆属于可视之有形。传统中医骨伤科医师在诊疗疾病的过程中,知其体相,识其部位,触筋摸骨,机触于外,巧生于内,讲求的是手随心转,凭借的是经验医学。由于缺乏对人体解剖学的认识,没有辅助诊查技术支持,似对筋骨的生理结构及病理改变了然于胸,实不尽然。平乐正骨"筋滞骨错"理论认为,筋骨的生理结构及病理改变是尽可能的可视,我们能够在可视的状态下认识筋骨的病态结构,并通过干预手段使之恢复其正常结构。譬如,古代医家认为筋之弛、纵、卷、挛、翻、转、离、合,虽在肉里,以手扪之,自悉其情,法之所施,使病家不知其苦。然而,像三角肌下滑囊炎、坐骨结节滑囊炎、跟骨结节滑囊炎、肱骨内上髁附着端炎、胫后肌腱附着端炎、跟腱附着端炎等筋病,盲目触诊,不明就里,或手法,或针灸,徒加患者痛苦。如一老年患者腰腿痛十余年,辗转多家三甲医院求治,效果欠佳。至我院后,查体见右臀部广泛性压痛,右下肢症状明显,但腰椎间盘突出不重,再询问,诉久坐后症状加重,再查体,发现坐骨结节处疼痛尤甚。我们借助肌骨超声技术,明确诊断为坐骨结节滑囊炎,给予精准靶点治疗,一次治疗,即去十年之疾。

2)不可视之有形:不可视之有形是有形之体的外在表现,功能、力线皆属于不可视之有形。机体筋骨的力线有形却看不见,医生只能借助解剖标识为参照,将机体静止或动态下的力线相对地展现出来。机体在病理状态下,我们也能借助中医四诊、现代诊查技术将不可视之有形客观、立体、动态地展现出来。我院影像中心采用负重位 MRI 技术,更加客观地反映颈、腰椎生理及病理状态下椎间盘硬膜囊及椎间孔、椎管、椎体序列等的状态,可为颈、腰椎退行性疾病的诊断提供可靠依据。利用作为功能影像的红外热成像技术(IPT),将腰背肌筋膜炎患者的红外热像图表现分为高温、混合温度、低温三种形式。红外热成像图在静息态下采集漏诊或误诊率较高,采用冰敷干预后动态观察红外热成像图上软组织及周围神经损伤组织温度恢复的速度和程度,为准确区分病变软组织与周围或健侧正常组织,可为软组织疾病的诊断提供一定的依据。

(2)平乐正骨"筋滞骨错"理论的无形观:无,名天地之始。无,并非什么都没有。无,有象、有物、有精、有信。阴阳、精气神属于此范畴,功能之脏腑、经络传导通道、寒热虚实亦属此范畴。平乐正骨"筋滞骨错"理论无形观认为,无形分为可视之无形和不可视之无形,无形是世界万物的本原。我们应把握无形的属性及存在状态,以便更好地指导临床诊疗实践活动。

1)不可视之无形:大象无形,阴阳、精气神皆属此范畴。中医基础理论认为,人体生于无形的阴阳、精气神。《素问·宝命全形论》曰:"人生有形,不离阴阳,阴阳者,万物之能始也"。《素问·宝命全形论》又曰:"天地合气,命之曰人"。《灵枢·经脉》说:"人始生,先成精。"《灵枢·天年》说:"人之始生,以母为基,以父为楯。失神者死,得神者生也。"可见阴阳、精气神化生且维持着有形万物,包括有形之人体。而有形的机体离不开无形的阴阳、精气神而单独存在。《素问·生气通天论》说:"是以圣人陈阴阳,筋脉和同,骨髓坚固,气血皆从。"无形的阴阳协调有序,有形的筋脉、骨髓就能和同、坚固。《难经》云:"气者,人之根本也。"《灵枢·天年》又云:"神气皆去,形骸独居而终矣。"说明神气离开了有形的"形骸"也不能独居而随之消亡。在筋骨病的诊疗过程中,平乐正骨"筋滞骨错"理论将整体辨证与局部辨病相结合,既重视局部筋骨的病变,更强调整体气血阴阳的调理。治病务求于本,法于阴阳。病有形而不痛者,阳之类也其阴完而阳伤之也。急治其阳,无攻其阴;病无形而痛者,阴之类也,其阳完而伤阴之也。急治其阴,无攻其阳。

2)可视之无形:无形之有,指看得见的无形,功能之脏腑、经络传导通道、寒热虚实皆属此范畴。心主血脉、藏神;肺主气,司呼吸、行水、朝百脉、主治节;脾主运化,统血;肝主疏泄、藏血;肾藏精,主水、主生殖、主纳气。五脏各司其职,运行机体功能,五脏的解剖形态可见,但功能之五脏只能通过机体的外展表现间接地表达。至《针灸逢源》为止,文献所载

361个穴位,定位清楚。十二正经、奇经八脉循行路线明确。然而经络传导通路的实质到底是什么,至今未曾明晓。寒热虚实,我们能够通过机体的症状、体征、舌脉征去感知它,却不能描述出它的形态。平乐正骨"筋滞骨错"理论基于看得见的无形,采用调无形而治有形之证,调有形而治无形之证。例如,踇外翻畸形患者,疼痛较重,诊其脉为肾虚,我们采取针刺腰阳关、大肠俞、太溪穴来缓解疼痛;又如无明显诱因的心慌、胸闷患者,查心电图示正常,我们通过调整有形的脊柱小关节紊乱来解除其症状。

(3)平乐正骨"筋滞骨错"理论有形观与无形观的辩证关系:道德经有云:"天下万物生于有,有生于无。"人体是有形和无形的合体,有形依于无形,不能脱离无形而单独存在,有形之体因无形之有而生、而在、而亡。在临床诊疗实践活动中,我们要以全面、联系、发展的观点去看待有形与无形,而不能采取片面、孤立、静止的形而上学去看待它。在病因病机的认识方面,平乐正骨"筋滞骨错"理论认为有形之筋骨的空间结构位置异常与无形之机体功能状态异常导致筋滞骨错,进而使筋骨本身及其相关组织结构发生病理改变,导致筋骨局部和(或)全身生理功能发生异常。在筋骨病的诊断方面,平乐正骨"筋滞骨错"理论既重视有形之筋骨的空间解剖结构异常,又注重无形之机体的功能状态异常,如体征、力线、功能;既检查有形之筋骨病变,又观察全身气血阴阳、脏腑经络的变化,并结合舌脉征。在筋骨病的治疗方面,平乐正骨"筋滞骨错"理论既重视调整有形之组织结构,又强调恢复无形之功能;由调无形入手(调脉、调经络),改变有形之证;由调有形入手(正骨调结构、针刀等松解调结构组织异常),改变无形之证。在筋骨病康复方面,平乐正骨"筋滞骨错"理论强调未病先防,既病防变,治后防复,以恢复机体有形与无形的动态平衡状态。

道可道,非常道。正如阴阳而言,既对立统一,又互根互用。有形中含有无形,无形中含有有形。认识机体的方法正如认识世界的方法,是一个"无形-有形-无形"的循环往复过程。有关二者关系的阐述,心中有千言,下笔却言不达意,不能尽书其中深意。

5. 平乐正骨"筋滞骨错"理论的辩证思维

平乐正骨"筋滞骨错"理论是在临床实践过程中逐步形成的。其内涵有狭义与广义之分:其狭义内涵指筋骨本身的一种病理状态,导致筋骨空间位置结构发生改变和(或)生理功能状态发生异常;其广义的内涵指筋骨本身及其相关组织结构的病理改变,导致筋骨局部和(或)全身生理功能发生异常。其思想基石是以哲学观、平衡观、有形观与无形观为核心的三大诊疗理念。在此基础之上,平乐正骨"筋滞骨错"理论认识疾病、防治疾病的过程中,逐步形成了以整体与局部辩证统一、动与静有机结合、功能与结构统筹兼顾为总纲的辩证思维方法。它既蕴含了深厚地中国传统哲学、中医学的基本思想,又结合了现代医学中解剖学、生物力学、运动医学、康复医学的诊疗理念,并在中医骨伤科临床实践活动中得到了验证。

(1)整体与局部辩证统一:平乐正骨"筋滞骨错"理论认为,整体与局部是辩证统一的关系,我们不能过于强调整体,而忽视局部情况;也不能过于强调局部,而轻视整体情况。整体与局部不能脱离对方而单独存在,要学会正确处理整体与局部、局部与局部的关系,把整体认识建立在局部分析之上;又要从整体的角度出发,去分析整体状态下的局部。把握好从整体到局部,再由局部到整体的认识过程。整体与局部辩证统一的辩证思维被广泛纳入中医骨伤科临床诊疗实践活动中。

人体是一个有机整体,构成人体的各个组成部分,在结构上不可分割,在功能上相互协调、相互作用,在病理上相互影响。《灵枢·经脉》有云:"人始生,先成精,精成而脑髓生,骨为干,脉为营,筋为刚,肉为墙,皮肤坚而毛发长,谷入于胃,脉道以通,血气乃行。"每个组织、器官、系统均有其特性,互相之间又密切联系,局部与局部之间彼此相互依存、相互制约。脱离了整体,局部无法孤立存在;没有了局部,整体就无从谈起。从局部到整体,再由整体到局部,我们对疾病形成完整的认识;从整体到局部,再由局部到整体,对疾病制定完整的治疗方案。局部病情明确时,我们先处理局部,再调理整体;局部病情不明确时,我们先从整体着眼,再处理局部。

在认识疾病的过程中,我们通过局部望目、舌、面、耳,切脉等可知全身脏腑、经络、气血的变化情况。通过机体力线、形态的改变,发现局部功能结构的异常。在疾病的治疗中,或通过整体治疗消除局部症状,或通过局部治疗解决整体状况,或整体与局部同治,结合临床情况,辨证论治,是平乐正骨"筋滞骨错"理论整体与局部辩证统一诊疗思维的常规思维。在此思维方法指导下,形成了颈、胸、腰同治,颈、肩、上肢同治,腰、骨盆、下肢同治,髋、膝、踝同治等临床治疗方法。下腰痛患者,起坐、翻身、弯腰时症状加重,下肢症状不明显,给予仰卧位髂腰肌理筋手法联合俯卧位牵引下全脊柱通督手法治疗后,达到令人满意的治疗效果。腰椎间盘突出症患者,给予平乐正骨腰椎牵弹三步法复位后,自诉腰痛及下肢麻木症状缓解,小腿部仍有疼痛,但不过膝。嘱其俯卧位双足跖屈,查体见双下肢假性不等长,双跟骨不在同一水平面,考虑足踝部有关节错缝存在,给予仰卧位平乐正骨筋滞骨错手法调整足踝关节后,症状消除。

(2)动与静有机结合:辩证唯物主义认为,物质的运动是无条件的、绝对的,静止是有条件的、相对的。世界上一切事物的存在与发展,都是绝对运动和相对静止的统一。平乐正骨"筋滞骨错"理论认为,认知生命活动、诊疗疾病亦是如此。我们要把动与静有机结合,正确地认知它,合理地运用到临床实践活动中去。

《内功图说》有云:"天地本乎阴阳,阴阳本乎动静。人身,阴阳也;阴阳,动静也。动静合宜,气血和畅,而疾不生,乃得尽其天年。"现代医学认为,骨、关节、韧带构成了人体的静力性系统,附着其上的骨骼肌则为动力性系统。在中枢神经的支配下,静力性系统与动力性系统保持协调平衡,维持人体正常的生命活动。由此可见,在对人体生理、病理的认知过程中,无论是中医还是西医都对动与静给予了极高度的重视,我们平乐正骨学派同样如此。那么,我们该如何将其正确地运用到临床当中去,平乐正骨"筋滞骨错"理论认为,应当遵循动中有静,静中有动,动静结合,将动与静有机结合的原则。

以神经根型颈椎病为例,动与静有机结合贯穿于认识疾病、诊查疾病、治疗疾病、指导康复锻炼的全过程。神经根型颈椎病患者或办公室人员,或手机族、电脑族,或特殊工种,多因长期低头伏案,使颈椎处于不正确的静态体位,打破了正常的动静力系统的稳定的平衡结构,导致颈部肌肉劳损、颈椎间盘突出、颈椎神经根孔狭窄等结构性病理改变,进而诱发颈部及其相关组织结构的功能异常。在临床诊查时,我们静态下触诊体会颈部组织在指下的感觉,软组织是否僵硬,是否有条索结节,关节突关节、棘突、横突是否有突起或偏歪,观察颈部的形态情况。我们在动态下触诊,观察颈椎的功能活动是否异常,关节突关节、棘突、横突的突起或偏歪是否发生改变。影像学检查时,除静态下的颈椎正侧位、双斜位片、张口位以了解颈椎的结构性影像表现,还结合情况,在动态下查颈椎过伸过屈位、张口位左右旋 45°片以了解颈椎的功能性影像表现。我院影像中心采用负重位颈椎 MRI 技术,更加客观地反映颈椎生理及病理状态下椎间盘硬膜囊及椎间孔、椎管、椎体序列等的状态,可为颈椎退行性疾病的诊断提供可靠依据。在临床治疗时,我们采用理筋整骨手法以处理滞点、调整骨错缝,又嘱患者复位后卧床制动 24 小时,以给予颈椎相对稳定的修复环境。在卧床制动时,我们给予颈椎枕颌带维持牵引以使其静,又指导患者进行超早期功能锻炼使其动。在康复时,我们采用颈托固定四周继续给予颈椎相对稳定的修复环境,又在颈托固定下指导患者进行颈肩部肌肉功能锻炼以促进其恢复。在临床实践活动中,动中有静,静中有动,动静结合,动静有度,使得动静有机结合的辩证思维方法融汇于我们诊疗疾病的始终。

(3)功能与结构统筹兼顾:人体是功能与结构的统一体,两者相互依存,不能分离。结构是功能的基础,功能是结构效应的表现。功能的改变是形态结构改变的实质和方向,因为一种形态结构被另一种形态结构所取代,归根结底是因为这种新的形态结构适应功能的改变。因此,功能的变化发展不是孤立实现的,它要求必有与之对应的机体系统的结构,二者不能完全脱节。但在人体生理病理变化发展过程中,相对于功能而言,结构相对较为稳定。

功能对结构起决定作用,结构的改变又对功能起能动的反作用,这实际上体现了整体与局部的辩证关系。结构主要指机体各个系统、组织之间的联系,体现的是机体的局部;而功能则是指机体的整体性质,它是诸系统、组织有机结合的统一体。整体不等于各个局部相加之和,整体大于局部之和。机体的整体性质决定了各个系统、组织之间的结构关系,而各个系统、组织之间的结构关系又影响着机体的整体性质。平乐正骨"筋滞骨错"理论认为,中医骨伤科任何疾病的变化发展过程都可以归结为功能与结构这两方面的辩证作用及发展变化。在临床实践活动中,我们要从整体地角度出发,将功能与结构统筹兼顾,以便更好地提升我们的疾病诊疗能力。

在临床诊疗过程中,功能的异常必定使形态结构发生异常,这种结构异常或整体,或局部,或可视,或不可视,或摸得着,或摸不着,或仅仅是生化指标发生异常。也可能功能异常与结构异常在程度上不对等,在位置上不相符。例如,腰椎间盘突出症患者,临床上出现腰痛伴下肢放射痛、麻木,功能活动受限,患者功能出现异常,机体的形态结构必然发生异常,或是腰椎、骨盆、下肢的整体结构出现异常,或是腰椎间盘局部突出压迫神经根出现异常,或能通过影像学等辅助检查技术发现,或能通过触诊发现,或者是血浆血栓素 B2(TXB2)、6-酮-前列腺素 Fla(6-K-PGF1α)、白细胞介素-IP(IL-IP)等生化指标的变化。也可能出现小块腰椎间盘突出有较重的临床症状,也可能出现巨大块腰椎间盘突出临床症状较轻,也可能左侧腰椎间盘突出有右侧腰部及下肢症状。我们还发现,结构的异常必然影响功能。例如,影像学上明确诊断的腰椎间盘突出症患者,没有典型的腰腿痛临床症状,但可能出现异于常规的胃肠道功能障碍、性功能障碍等临床症状,只不过轻重有不同,位置有差异而已。

又如退变性膝关节骨性关节炎,是临床常见病、多发病。患者多以膝关节疼痛,上下楼梯、起蹲、爬山时功能活动受限为主诉来院就诊。功能受限是其外在表现,而软骨、半月板、韧带等组织结构的损伤、退变、错缝则是诱发症状的病理基础。在我们诊断疾病的时候,既要从整体的角度出发,诊查腰、髋、膝、踝、足的情况,又要着重检查膝关节局部的状况;在我们治疗疾病时,既要采用平乐正骨"筋滞骨错"手法调整膝关节错缝以恢复其结构,又要采用针刺心膝穴、胆穴以恢复膝关节的功能;在我们指导康复锻炼时,既要注意急性期以静为主、以动为辅的防护原则,又要强调在恢复期以动为主、以静为辅的锻炼要求。从而充分发挥整体与局部辩证统一、功能与结构统筹兼顾、动与静有机结合的辩证思维方式的作用。

平乐正骨"筋滞骨错"理论的辩证思维方法是在实践中产生,又运用到实践中去,经过实践检验后系统总结出来的。整体与局部辩证统一、动与静有机结合、功能与结构统筹兼顾,它们的外延具有普遍性,内涵反映了疾病的本质,能够起到认知中医骨伤科疾病的作用。

6. 平乐正骨"筋滞骨错"理论与"筋出槽,骨错缝"的辨析

中医学对于筋伤疾病的认识及其治疗,积累了丰富的经验。其中,"骨错缝、筋出槽"是中医伤科的特有名词,它既属于病名,又属于骨与筋在受伤后的病机变化。随着历史的发展进步,经过历代医家们长期的临床观察和总结,逐渐丰富和完善了这一学说,成为中医伤科学的特有组成部分。

平乐正骨作为国内知名中医骨伤流派,在骨伤病的诊断和治疗上有其鲜明特色和独到之处,其中平乐筋病学是平乐正骨学的重要组成部分,历经数代平乐正骨人的不懈努力,不断发展完善,已经逐步形成特色鲜明的完整的筋伤医学理论体系——平乐正骨"筋滞骨错"理论体系。该理论体系以中医基础理论为基础,汲取了历代中医骨伤科理论之精华,遵循唯物主义辩证法,同时结合人体解剖学、康复医学、生物力学、医学影像学、超声学等现代医学理论和技术,形成了特色鲜明、理论体系完整、临床实用价值高的现代中医学理论。

(1)对于筋伤的病机认识的异同:"骨错缝、筋出槽"是中医伤科的特有名词,它既属于病名,又属于骨与筋在受伤后的病机变化。"骨错缝"和"筋出槽"既可以同时发生,亦可单独发生。这一学说,是中医骨伤科辨证施治的重要内容之一。后世医家多从"结构异常"解释"骨错缝、筋出槽",但是"结构异常"并不能完全解释"骨错缝、筋出槽"所导致的症状。鉴于此,元唯安等对"骨错缝、筋出槽"的概念进行了重新界定,即"骨错缝、筋出槽"包括筋骨的"结构异常"和"功能异常"两方面内容,是指骨关节正常的间隙或相对位置及附着于该部位筋的形态结构、空间位置发生了细微的异常改变,并引起疼痛及相应关节活动范围受限的一种病理状态。

平乐正骨"筋滞骨错"是一种筋与骨在各种因素影响后的病机变化,主要包括筋与骨的空间结构位置异常和生理功能状态异常两个方面。其内涵有狭义与广义之分:其狭义内涵指筋骨本身的一种病理状态,导致筋骨空间位置结构发生改变和(或)生理功能状态发生异常;其广义的内涵指筋骨本身及其相关组织结构的病理改变,导致筋骨局部和(或)全身生理功能发生异常。筋在人体有其正常位置,即平衡状态,但是如果受到各种因素的损伤或体位改变的关系,筋的空间位置结构发生改变和(或)生理功能状态发生异常,也就是出现了失平衡的状态,甚至出现全身的功能活动失去正常的平衡状态,称之为筋滞。平乐正骨"筋滞骨错"理论注重结构与功能和生理与病理密切相关性的同时更加注重平衡与不平衡和有形与无形的密切相关性。例如,一个腰椎间盘突出物已经骨化的患者突然出现腰痛腿痛症状,或者一个突然出现腰痛腿痛的患者经过 CT、MRI 等检查却无明显突出物存在,这样的现象临床并不少见,该如何去理解呢?相对平衡的丧失和无形失衡的存在,可以说是疾病发生的真正内在原因。除此之外,平乐正骨"筋滞骨错"理论认为,许多如颈性眩晕、心电图无异常的无名心悸等与筋骨异常有密切的联系。它们之所以出现,其根源均为人体筋骨失平衡所导致,只有充分认识这些病症与筋骨异常的关系,抓住主要矛盾(即失平衡),通过调整和纠正筋骨的异常,重新恢复肢体筋骨的平衡状态,才能真正达到治愈疾病的目的。在认识和诊疗筋伤疾病的时候,充分认识局部失衡与整体失衡的关系同样十分重要,上病下治,下病上治,左病治右,右病治左,腰病治腹等都是需要对二者的内在联系充分认识和把握的基础上才能真正做到药到病除,手到病除。

从以上表述中不难看出,二者在筋伤病机的认识上有其相同之处,但是如果进一步研究就会发现,后者在病机的描述和理解上更为全面,也更深入。所以说后者是对前者的继承,同时又从更深入的更高的层面对筋伤疾病进行了描述和概括,又是对前者的发扬和发展。

(2)对于筋伤的诊断思路和方法的异同:"骨错缝、筋出槽"最早记载见于《仙授理伤续断秘方》。其临床体征主要表现为局部压痛,关节位置轻微错位,肌肉出现条索结节等。早在古代文献尤其强调触诊在"骨错缝、筋出槽"检查中的重要性,唐代《仙授理伤续断秘方》中便有"凡左右损处,只相度骨缝,仔细捻捺,忖度便见大概"。《医宗金鉴》曰:"以手摸之,自悉其情"。近代医家在对筋病诊断认识上同样在不停地探索和理解。诸多医家曾借助影像设备、动物实验等多种方法来证实"骨错缝、筋出槽"的客观存在,并对其诊断标准不断总结。其中,上海中医药大学詹红生等提出的相关临床诊断标准具有典型代表性,其核心要素包括 4 个方面:临床症状、疾病常规体征(主要静态触诊和动态触诊获得)、影像学测量(微细错位的测量技术),力求对"骨错缝、筋出槽"做出定性、定位、定向诊断,为进一步手法矫正提供准确靶点和依据。

平乐正骨筋滞骨错理论临床诊断思路主要体现在以下几点。

①平乐正骨"筋滞骨错"理论在认识疾病、防治疾病的过程中,逐步形成了以整体与局部辩证统一、动与静有机结合、功能与结构统筹兼顾为总纲的辩证思维方法。它既蕴含了深厚地中国传统哲学、中医学的基本思想,又结合了现代医学中解剖学、生物力学、运动医学、康复医学的诊疗理念。

②平乐正骨"筋滞骨错"理论重视有形的平衡,更重视无形的平衡,

在诊疗过程中,将中医经络理论、脉诊等传统方法和现代人体解剖学、生物力学等现代方法相结合,辩证的分析基本的有形与无形,充分探究二者的关系,深入认识,最终形成有效的诊治。随着现代诊断技术和手段的不断发展和完善,筋骨病可视化水平越来越高,越来越多的可靠客观化依据在不断提高人们在有形世界的认识水平,而无形世界的认识,则需要医者不断的探究和思考,才能不断提高,并最终达到高超的水平。总之,辩证地看待二者的存在和关系,对认识疾病和治疗疾病具有重要的指导意义。

③平乐正骨"筋滞骨错"理论的核心是平衡理论,以中医基础理论为指导,遵循唯物主义辩证法,以辩证的平衡观为核心,全面认识和探究机体的失衡与平衡。该理论认为,机体的失衡形式也是多种多样的,气血的失衡,阴阳的失衡,五行的失衡,经络的失衡,躯体上下的失衡,躯体左右的失衡等,都是在诊断筋病过程中要认真探究的问题,只有通过反复的层层深入的思考和探索,才能真正把握其问题所在。

④平乐正骨"筋滞骨错"理论强调静态的平衡,更强调动态的平衡,强调平衡的相对性而非绝对性,强调平衡的客观性,强调平衡的多样性和阶段性,强调平衡的规律性和矛盾属性等。

⑤进一步肯定和继承了前者强调触诊的重要性,不但触诊中要认真在静态中探寻患者失衡根源所在,而且必要时要认真在动态中探寻患者失衡根源所在,真正找出失衡根源,也即筋病根源,从而为下一步有效治疗打下坚实的基础。

⑥平乐正骨"筋滞骨错"理论强调中医辨证与西医辨病相结合、整体辨证与局部辨证相结合、四诊合参,分期和阶梯化治疗、以衡为宗的诊疗原则。我们尤其强调脉诊在筋病诊断中的重要作用,通过脉象我们可以更好地运用中医中药对患者进行整体上的治疗和调整,机体整体状态的改善对患者筋病的康复起着至关重要的作用,有时会有意想不到的效果。

总之,"骨错缝、筋出槽"强调手法为要,追求骨正筋柔,而平乐正骨

"筋滞骨错"理论强调摸法重要性的同时,更加讲究四诊合参,尤其重视脉诊在筋伤病诊疗中的重要作用和意义。通过对中医各种疗法的优化运用,追求骨正筋柔的同时,更加进一步强调针对肢体筋骨疾病不平衡根源进行有效干预和治疗,最终达到恢复肢体恢复平衡状态的最终目的。

（3）对于筋伤病的治疗思路和方法的异同:传统"骨错缝、筋出槽"是"结构异常"的概念,手法是治疗"骨错缝、筋出槽"的有效手段。虽然现代医家已经充分认识到"功能异常"在临床上更为常见,赋予"骨错缝、筋出槽"新的内涵和理解,认为其既包括"结构异常",也包括"功能异常",但是仍然十分强调手法治疗的重要地位。无论是颈椎病、腰椎病,还是关节疼痛等疾病,都从结构或功能异常的出发点认识和治疗,最终达到纠正异常,治愈疾病的目的。

平乐正骨"筋滞骨错"理论在其哲学观、平衡观、有形观与无形观的指导下,运用整体与局部辩证统一、动与静有机结合、功能与结构统筹兼顾为总纲的辩证思维方法去治疗疾病。其在治疗中注重人体是一个有机的整体,治疗疾病时重视手法治疗在筋病康复中的重要作用,同时进一步强调应注重气血、脏腑、阴阳、筋骨、内外、动静态之失衡状态在疾病发生发展过程中的重要地位和作用,注重筋骨功能和结构异常问题纠正的同时,进一步通过综合采用中药、针灸、针刀等多种中医药手段运用调筋正骨、滋补气血、调理脏腑等方法调整机体各种失衡,全方位恢复机体肢体的平衡状态,从而达到以减轻或消除患处疼痛,缓解或阻止疾病的发展,并最终达到疾病消除的目的。

总之,随着医学的不断发展,人类认识疾病的水平也在逐渐提高,筋伤病作为常见病、多发病,逐渐成为困扰广大患者的重要原因,如何更好地认识它,理解它,并进一步战胜它,任重道远。平乐正骨"筋滞骨错"理论作为现代筋病学理论,既充分继承了前辈筋病学理论如"骨错缝、筋出槽"的理解和认识,又充分进一步发扬和深化了现代医家对筋病的理解和认识,其势必会逐渐成为医者战胜疾病的利器。

7. 平乐正骨"筋滞骨错"理论与十二经筋理论的辨析

十二经筋是经络系统在肢体外周的连属部分,由于它的循行分布病候及作用等,都着重于筋肉,所以称为经筋。经筋病候出自于《灵枢·经筋篇》,书中记载,"经筋之病,寒则反折筋急,热则弛纵不收,阴痿不用。阳急则反折,阴急则俯不伸"。经筋病症系指由于外界环境及体内致病因素的作用,导致人体筋肉系统发生病变,表现出筋肉急慢性损伤症状病理体征功能异常及对机体整体不同程度影响的临床症候群。该病包括伤筋病症即经筋分布之处的筋肉挛急、掣引、痹痛、转筋、强直、弛缓、肢体不用等症,多为运动系统的损伤;同时也包括经筋病的一些特殊情况,即经筋病变累及脏腑经络的气血循行,已经成为机体相关病症的继发因素,临床称筋性累及性病变,包括神经病变、心血管病变及其他脏腑病变等。经筋病症的治疗方法即是经筋疗法,系指以经筋理论为指导,以柔筋松筋解结,恢复经筋系统的功能为目的,用于治疗经筋病症的各种方法。平乐正骨"筋滞骨错"理论是在十二经筋理论的基础上进一步创新和发展而形成的独特理论,是对十二经筋理论的继承和具体运用。

(1)平乐正骨"筋滞骨错"与十二经筋循行特点的关系:十二经筋是十二经脉之气结聚散落于筋肉关节,分布于肌筋膜韧带及肢节的经络连属,是十二经脉的外周部分。《素问·五脏生成》说:"诸筋者,皆属于节。"指出关节部位是每条经筋的经气运行和留止之处。十二经筋在循行过程中,均有结聚散络等不同形式的联属关系。经筋在循行过程中,不断与邻近部位相结边结边行,使十二经脉之气不断散布于经筋所过之处的筋肉组织关节骨骸。结不仅是经筋聚拢之处,亦是经筋密布和布散之处,也是"筋滞骨错"理论中筋滞之处。筋滞之处也是十二经筋循行过程中结聚散络之处,说明这两种理论在经脉循行及病患部位上是一脉相承的。

(2)平乐正骨"筋滞骨错"与十二经筋病病因的关系:十二经筋病候多表现为该经筋循行所过之处的筋与骨有关的疾病,以运动功能障碍和疼痛为主,其病因主要有外感风寒,湿热等邪气及跌打损伤等。平乐正骨"筋滞骨错"理论强调,筋骨的异常主要是结构和功能的异常,其病因是急慢性损伤或外受寒热风湿等邪气的侵袭及跌打损伤等,与十二经筋病所论述的病因相同,这说明二者在病因认识上是一致的。

(3)平乐正骨"筋滞骨错"与十二经筋病候特点的关系:十二经筋的病候特点最早记载于《灵枢·经筋篇》中。《素问·生气通天论》曰:"湿热不攘,大筋软短,小筋弛长,软短为拘,弛长为痿。"这就是十二经筋病候的主要特点,也决定了经筋病候的病理变化不外乎筋急与筋纵两个方面。平乐正骨"筋滞骨错"理论认为,广义的筋滞即为筋病,包括筋伤、筋痹、筋痿、筋挛、筋急、筋纵、筋经病等病变。平乐正骨"筋滞骨错"理论中讲述的筋病是在十二经筋的病候基础上进一步继承和发展起来的,其涵义更广泛,涉及病变种类更多。

第二章 平乐正骨"筋滞骨错"的诊断

全面系统地掌握筋伤的诊断是正确认识筋伤的重要环节,对所收集的临床资料加以正确的分析、归纳是做出正确诊断的基础。

一、问 诊

问诊是诊疗关键的第一步,认真倾听患者及家属的诉说,在较短时间内找出关键性信息并记录,特别是与疾病相关的关键症状及阴性内容。筋伤患者问诊主要了解筋伤部位、时间、性质、病情变化、诊疗情况,通过问诊,初步评估、诊断病情。问诊内容主要包括以下几方面。

1. 一般情况

一般包括姓名、性别、年龄、职业、婚否、民族、籍贯、住址、工作单位、联系方式、身份证号码。完善基本信息,建立完整病历,便于查询、沟通联系及随访。

2. 主诉

询问患者此次就诊最主要的痛苦或最明显的症状和(或)体征,也是此次就诊最主要的原因及持续时间。确切的主诉可初步判断病情轻重缓急,并提供对疾病的诊断线索,是辨证中的主要依据。主诉的内容应简单扼要。

3. 现病史

记录患者发病后的全过程,即发生、发展、演变和诊治经过。

(1)发病时间:询问患者何时受伤,要问清楚日期和时间,以判断是急性损伤还是慢性损伤。如果患者就医前已进行了其他治疗,还要问清楚治疗时间和经过。

（2）原因和体位：造成受伤的原因是多种多样的,故在询问时要问清楚受伤的具体原因,包括所受暴力的性质、强度和患者受伤时的体位。对慢性损伤患者还要询问其职业和生活环境是否潮湿、寒冷等。

（3）伤处：对于损伤部位的情况要仔细询问,如疼痛、肿胀、伤肢活动程度、有无异常活动等。

（4）寒热：询问恶寒、发热的时间和程度,以及与损伤的关系。

（5）疼痛：筋伤患者多有疼痛,要详细询问疼痛的起始时间、部位、性质和程度。询问是剧痛、酸痛还是麻木;疼痛是持续性还是间歇性,是加重还是减轻,疼痛的范围是在扩大、缩小还是局限固定不移,是多发性还是游走性,有无放射痛,放射至何处,服镇痛药物后能否减轻,不同动作（负重、咳嗽、喷嚏等）对疼痛有何影响,与天气变化有无关系,休息及白昼、黑夜对疼痛程度有无影响等。一般剧痛者伤重,疼痛较轻者伤势也较轻,隐痛者多属慢性损伤,胀痛多为气滞,刺痛多为血瘀,酸痛多属慢性筋伤,游走性疼痛多属风邪侵袭等。

（6）功能活动：如有功能障碍,应问清楚是受伤后立即发生的,还是受伤后经过一段时间才发生的。一般骨折、脱位后活动功能多立即丧失,筋伤大多随着肿胀发展而症状逐步加重。有功能障碍者还要询问是长期存在的还是间歇出现的,长期存在者多为损伤后组织粘连,间歇出现者多提示有某些障碍因素存在。例如,关节内有游离体,当游离体嵌在关节腔内时就会出现关节交锁现象。

二、望　诊

筋伤的望诊既注重损伤局部,又注重人体的整体状况,平乐正骨学派还把人体的神、色、形、舌等结合起来,综合推断病因病机,进而给予明确诊断。

1. 望全身

(1)望神色：神色指神态和气色而言,神的存亡是推断病情轻重转归的根本。一般筋伤对神色影响不大,较严重的筋伤或筋伤日久体质虚弱者则可出现精神萎靡、色泽晦暗、面容憔悴。如果筋伤后出现神志不清、呼吸微促、面色苍白或发绀,则表明精气衰亡,是危证的征象。

(2)望形态：主要观察患者体质的强弱、胖瘦及肢体的姿势和体位。例如,急性腰扭伤患者身体多向患侧侧屈,且有用手支撑腰部等姿势;落枕患者颈部僵直,转头时常连同身体一起转动等。

2. 望局部

(1)望畸形：筋伤可能引起肢体畸形,但筋伤畸形往往没有骨折、脱位时的畸形明显,因此需要仔细观察。例如,骨盆旋转移位时可出现假性不等长,桡神经损伤时出现腕下垂畸形。

(2)望肿胀、肤色：肿胀是筋伤中常见的症状。筋伤早期的肿胀是局限性的,陈旧性伤肿胀不明显。肿胀而有波动感,说明内有积血或积液。新伤出血肿胀,并有局部肤色青紫。陈伤淤血被吸收时局部肤色变黄,范围扩大。局部肤色发红并且肤温增高,提示继发感染。肤色苍白而发凉,说明血液循环障碍。局部肤色变黑,则显示组织坏死。

(3)望肢体功能：注意观察肢体功能活动情况,如上肢能否上举、下肢能否行走等,再进一步检查关节能否屈伸、旋转等。例如,肩关节的正常活动有外展、内收、前屈、后伸、内旋和外旋六种。凡上肢外展不满90°,且外展时肩胛骨一并移动者,说明外展动作受限制。当肘关节屈曲、肩关节内收时,肘尖不能接近正中线,说明内收动作受限。若患者梳头动作受限制,说明有旋外功能障碍。若患者手背不能置于背部,说明旋内功能障碍。如有活动障碍时应进一步查明是何种活动障碍,此时望诊往往与摸法、量法结合进行,通过对比方法以测定其主动与被动的功能活动度。

3. 望舌　观察舌质及舌苔。望舌虽然不能直接判断筋伤的部位和性质,但舌为心之苗,脾胃之外候,与各脏腑均有密切联系。所以,舌能反映人体气血的盛衰、津液的盈亏、病情的进退、病邪的性质、病位的深浅和筋伤后的机体变化,因此望舌是筋伤辨证的重要内容。舌质和舌苔在反映筋伤病情方面各有侧重,大体上反映在舌质上的以气血变化为重点,反映在舌苔上的以脾胃变化为重点,故观察舌质、舌苔可相互印证。

(1)望舌质:正常的舌质为淡红色,色泽鲜明滋润。舌质淡白,提示气血不足或气伤血脱。舌质胖嫩边有齿痕者,为脾虚湿滞。舌质红可见于实热或阴虚内热,严重损伤早期血瘀化热亦常见红舌。舌质深红为绛舌,主热证和阴虚火旺。舌质红中带青紫色或蓝色称为青紫舌,主瘀血。全舌紫者表示全身血行不畅或瘀血程度较重,局部紫斑者表示局部瘀血或瘀血程度较轻。也有热盛紫舌,但紫中带有绛色。

(2)望舌苔:望舌苔可分为苔质和苔色。

1)望苔质:苔厚为邪盛,苔薄为邪衰,苔由薄变厚者为病情加重,由厚变薄者为病情减退,这在创伤感染患者中常见。苔润泽者有津液,干燥者为津液不足。苔腻者,体内有湿、有痰邪滞留或为食积。苔剥而光,为阴虚内热、津液不足或津液耗伤。

2)望苔色:苔色有白、黄、灰、黑4种。白色主表证、寒湿证。薄苔净而润泽为正常舌苔或疾病初起在表,苔白而滑多为寒证,厚白而滑多为寒证中之寒痰或痰湿,薄白干燥为津液不足,厚白干燥为湿邪化热,白腻者为痰湿阻滞。苔黄主里证、热证。薄黄而干表示热邪伤津,黄腻多为湿热,老黄(深黄色)、焦黄(黑黄色)为里有湿热积聚,黄白相间表示病邪由表入里,由寒化热。灰苔主里证,既可见于里热,亦可见于里寒证。灰苔即浅色苔可由白苔转化而来,也可与黄苔同时并见。苔灰白而润多为寒湿内阻或痰饮内停,灰苔白而干燥多为热炽伤阴或阴虚火旺。黑苔主里证,主热极而又主寒盛。黑苔多由灰苔或焦黄苔发展而来,黑而燥裂,甚至有芒刺多为热极津枯,黑而润滑多为阳虚寒盛。

(3)望舌底脉络:凡舌底脉络青紫发暗者表示筋伤疾病瘀血内停。

三、闻　诊

闻诊在筋伤疾病检查中还应注意以下几点。

1. 关节弹响声　关节内有游离体或关节不稳的患者,活动关节时可有弹响。膝关节半月板损伤的患者在做膝关节旋转伸屈活动时,可发生较清脆的弹响,颈腰椎关节不稳时也可闻及。

2. 肌腱与腱鞘的摩擦音　患有肌腱周围炎的患者在检查时常可听到捻发音,一般常见于有渗出的腱鞘周围,好发于前臂的伸肌群、大腿的股四头肌和小腿的跟腱部。患有指屈肌腱狭窄性腱鞘炎的患者在做伸屈运动时,可听到弹响声。

3. 关节摩擦音　退行性关节炎的患者在活动关节时,常可听到关节摩擦音。患有髌骨软骨软化症的患者在做髌骨研磨时,也常可听到摩擦音。

四、切　诊

切诊分脉诊和摸诊两部分。脉诊主要是掌握人体内气血、虚实、寒热等的变化。摸诊是通过对患者的肌肤、四肢、胸腹及其他部位的触摸按压,以鉴别外伤的轻重和部位深浅。切诊在筋伤的检查中应用十分广泛和重要。

1. 脉诊　脉诊亦称切脉。筋伤中常见的脉象可归纳如下。

(1)浮脉:轻按应指,重按稍减而不空。多见于新伤瘀肿疼痛剧烈。若见于大出血和长期慢性病患者,说明正气不足。

(2)沉脉:轻按不应,重按始得。主里证。多见于内伤气血,损伤疼痛。

(3)迟脉:脉搏缓慢,一呼一吸脉来不足 4 次。一般迟脉主寒,主阳虚。多见于伤筋挛缩,瘀血凝滞。

（4）数脉：脉搏加快，一呼一吸脉超过 5 次以上。数而有力，多为热证；细数而无力属阴虚火旺证，多见于损伤发热期。

（5）滑脉：往来流利，如盘走珠，应指圆滑。多见于胸部挫伤、血实气壅和妊娠期。

（6）涩脉：脉形细而迟，往来艰涩，如轻刀刮竹。主血虚、血瘀、气滞。

（7）弦脉：脉形端直以长，如按琴弦，寸、关、尺三部直起直下。主诸痛、肝胆疾病、阴虚阳亢。多见于胸部损伤和各种损伤剧烈疼痛，以及肝胆疾病、高血压、动脉硬化等患者。有力者属紧脉，多见于外感风寒性腰痛者。

（8）濡脉：浮而细软，脉气无力，与弦脉相对。多见于劳损、气血两虚。

（9）洪脉：脉来如汹涌波涛，来盛去衰。多见于伤后血瘀化热者。

（10）细脉：脉细如线，应指显然。多见于气血不足，诸虚劳损或久病体弱者。

（11）芤脉：浮大中空，如按葱管。多见于损伤后的各种大出血。

（12）结代脉：间歇脉的总称。脉来缓慢时而一止，止无定数为结脉；脉来动而中止，不能自还，良久复动，止有定数而为代脉。多见于筋伤疼痛剧烈，脉气不衔接时。

筋伤疾病中的脉法纲要，可归纳为以下几点：瘀血停积者多系实证，脉应坚强而实，并非虚细而涩。洪大则顺，沉细则恶。亡血过多系虚证，脉应虚细而涩，并非坚强而实。沉小则顺，洪大则恶。六脉模糊者，证虽轻，而预后恶。外证虽重，而脉来缓和有神者，预后良好。在重伤痛极时，脉多弦紧，偶尔出现结代脉，系疼痛引起的暂时脉象，并非恶候。

2. 摸诊　摸诊亦称摸法，可以提供重要的诊断依据。《医宗金鉴·正骨心法要旨》说："以手扪之，自悉其情。"又说："摸者，用手细细摸其所伤之处……筋强、筋柔、筋歪、筋正、筋断、筋走。"故通过摸诊可以对损伤部位的情况有较明确的了解，尤其在缺少检查设备的情况下更具有重要意义。

（1）主要内容

1）摸痛处：根据疼痛的部位、范围、程度来鉴别其损伤的性质。如直接压痛可能是局部的筋伤，如压之疼痛并有放射性疼痛则可能与神经有关。

2）摸畸形：触摸体表骨突变化，判断畸形的性质、位置，如腰椎间盘突出症者多有脊柱侧弯和腰肌紧张等。

3）摸肤温：通过局部皮肤温度的改变可辨别寒证和热证。肤温高，表示新伤或局部瘀血化热，热盛肉腐；肤温低，表示寒性疾病或血供障碍。摸皮肤温度时，一般以手背测试为宜。

4）摸异常活动：在肢体关节处出现超出正常范围的活动是韧带断裂的表现。

5）摸肿块：了解肿块的解剖层次，表面是否光滑，明确其质地、大小，了解形态、边界、活动度等。

（2）常用手法

1）触摸法：用手指细心地触摸伤处，从而辨明损伤局部的情况。

2）挤压法：用手挤压患处上下、左右、前后，根据力的传导作用来诊断骨骼是否折断，以排除骨折。

3）叩击法：利用对肢体远端纵向叩击所产生的冲击力来检查有无骨折、骨病。

4）旋转法：用手握住伤肢的下端，做轻轻地旋转动作，观察伤处有无疼痛、活动障碍或特殊响声等。

5）屈伸法：用手握住邻近的关节做屈曲、伸展动作，根据屈伸的度数来测量关节活动的功能。

6）抗阻法：选择适当的体位，医者一手固定患者肢体远端，嘱患者抗阻力运动，以检查肢体肌肉的肌力及损伤部位、疼痛情况。

做上述摸诊检查时，必须注意与健侧比较，因为先天畸形等因素可影响诊断的正确性。同时，治疗前后也应当进行对比。

筋伤的临床表现差异性很大，损伤外力的大小、性质和程度的不同，引起的临床表现也不相同,因此必须将望、闻、问、切四诊所收集到的临床资料,结合现代检查手段才能做出正确的诊断。

五、肢体测量

肢体关节的运动主要是依靠关节及周围肌肉相互协调来完成的,通过对关节活动范围、肢体长度和肢体周径的测量,分析和了解肢体损伤程度,这对于诊断、治疗和疗效观察均是必不可少的。

1.关节活动范围的测量

(1)关节运动的测量和记录

1)测量方法:中立位 0 度法是将伸直位(中立位)作为运动的起点,是目前国际上通用的方法。

2)记录:记录是以中立位为起始点 0°,按该关节屈伸、内收、外展、内

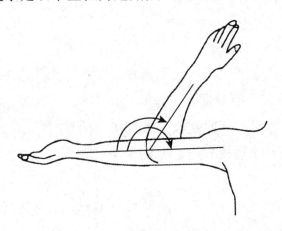

图 2-1　中立位 0 度法

旋、外旋各运动平面的两个相反方向记录活动的起始到终末度数,两个度数之差即为活动范围。如肘关节伸 0°,屈曲 135°,即记录为:0°(伸),135°(屈),活动范围 135°(图 2-1)。

3)关节活动度测量顺序:关节活动度测量时,均应先测量主动活动

度,再测量被动活动度,当主、被动活动度一致时,则记录为主、被动活动一致,如肘关节伸 0°,屈曲 135°,则记录肘关节主、被动活动度为:0°(伸),135°(屈);当肘关节主动活动与被动活动不一致时,应分别记录,如肘关节主动活动为:-10°(伸),90°(屈),而被动活动为:-10°(伸),120°(屈)。

4)关节过伸:当关节出现过伸活动,应采用在过伸度数前加"+"号表示过伸。如肘关节过伸 5°,屈曲 135°,则记录为:+5°(伸),135°(屈)。

5)关节屈曲受限:关节伸直功能受限,不能达到中立位 0°时,应在缺失度数前加"-"号表示伸直差的度数;伸直差的度数即屈曲的实际度数。如肘关节伸差 30°,屈曲 100°,应记录为:-30°(伸),100°(屈)。

6)关节强直:关节强直时,只用一个数字记录即强直位的度数。如肘关节伸直位强直,则记录为 0°强直;如肘关节屈曲 60°位强直,则记录为肘关节屈曲 60°位强直。

7)各关节的中立位(0°)

①肩关节:上肢自然下垂、靠近躯干,亦可为上臂贴近胸壁,屈肘 90°,前臂伸向前方。测量前屈、后伸、内旋、外旋、内收及外展。

②肘关节:为肘关节伸直成一条直线。测量过伸、屈曲。

③前臂(上下尺桡关节):上臂贴胸壁,屈肘 90°,拇指向上。测量旋前及旋后。

④腕关节:手掌向下,手与前臂成一直线。测量臂伸、掌屈、桡偏、尺偏。

⑤拇指:拇指伸直并列于第二指,测量掌拇关节的过伸与屈曲和拇腕掌关节的外展和内收,并测量拇腕掌关节及拇掌关节的对掌动作和对指。

⑥第 2~5 指:为伸直位,测量掌指关节及指间关节的过伸和屈曲。以中指为中心,测量第二、第四及第二指外展。

⑦脊柱:直立,颈向上伸直,两眼平视,下颌内收。测量屈、伸、左侧

屈、右侧屈、左旋及右旋。

⑧髋关节:仰卧位,腰椎不要过分前凸(离床不超过 2cm),两侧髂前上棘与耻骨联合在同一水平线上,下肢自然伸直且垂直于两侧髂前上棘连线,髌骨向上。测量屈曲、伸直、内收、外展、内旋、外旋。俯卧位测量过伸。另一中立位为仰卧屈髋、屈膝 90°,测量内旋、外旋。

⑨膝关节:大腿与小腿成一直线,测量过伸及屈曲。另一中立位为坐位屈膝 90°,脚趾向前,测量小腿外旋及内旋。

⑩踝关节:足纵轴与小腿呈 90°。测量背伸与跖屈。

⑪足:脚尖向前方,足趾与足底在同一水平线面。测量跗间关节的内翻,以及跖趾关节或趾间关节的背伸和跖屈。

8)四肢主要关节的活动范围

①肩关节:肩关节主要活动范围为前屈 0°～90°,后伸 0°～45°,内收 0°～40°,外展 0°～90°,上举 90°～180°,内旋 0°～80°,外旋 0°～30°。在测量外展角度时应注意固定肩胛骨(图 2-2～图 2-4)。

②肘关节:肘关节主要活动为屈伸活动,活动范围为 0°～140°,0°为伸,140°为屈(图 2-5)。

③前臂旋转活动:前臂旋转活动范围为旋前 0°～90°,旋后 0°～90°(图 2-6)。

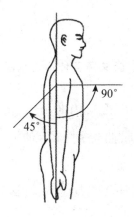

图 2-2　肩关节前屈后伸活动范围

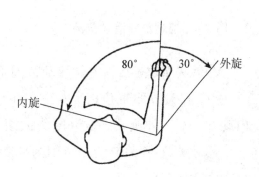

图 2-3　肩关节内旋外旋活动范围

④腕关节:腕关节活动为屈腕0°～90°,伸腕0°～70°,桡偏0°～30°,尺偏30°(图2-7、图2-8)。

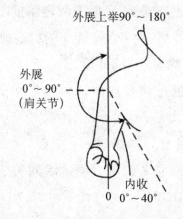

图2-4　肩关节内收外展活动范围

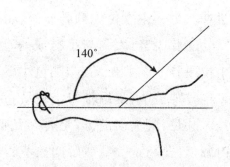

图2-5　肘关节屈伸活动范围

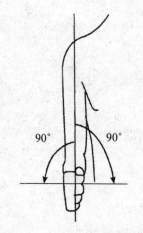

图2-6　前臂旋转活动范围

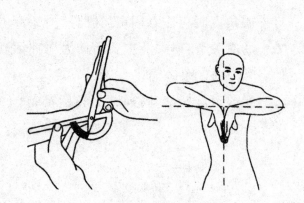

图2-7　腕关节背伸活动范围

⑤髋关节:髋关节主要活动范围为外展0°～60°,内收0°～30°,屈髋0°～90°(膝关节伸直位时),0°～140°(膝关节屈曲经肘),后伸0°～15°,内旋0°～40°,外旋0°～50°(图2-9、图2-10)。

⑥膝关节:膝关节活动范围为伸膝0°,膝过伸15°,屈膝0°～145°(图2-11、图2-12)。

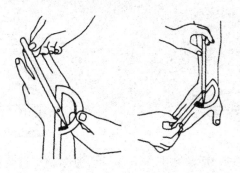

图 2-8 腕关节屈腕活动范围

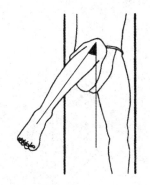

图 2-9 屈髋外旋活动范围

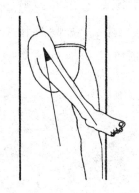

图 2-10 屈髋内旋活动范围

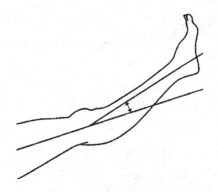

图 2-11 膝关节过伸

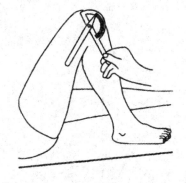

图 2-12 膝关节屈伸活动范围

⑦踝关节:踝关节主要活动范围为踝背屈 0°～30°,跖屈 0°～60°(图 2-13、图 2-14)。

41

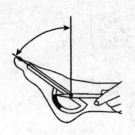

图 2-13 踝关节过伸活动范围

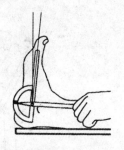

图 2-14 踝关节背屈活动范围

9) 脊柱的活动范围和记录方法: 脊柱的运动是多关节的联合运动, 不容易确定测量角度的中心点, 其活动范围一般只需大概估计。其运动方向有屈、伸、左右侧弯和左右旋转。

① 颈椎的活动范围和记录方法: 见图 2-15 ~ 图 2-18。

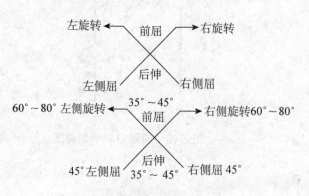

图 2-15 颈椎活动范围

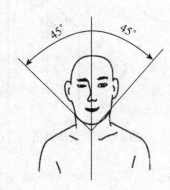

图 2-16 颈椎左右侧屈活动范围

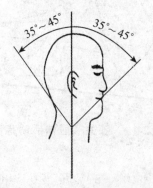

图 2-17 颈椎屈伸活动范围

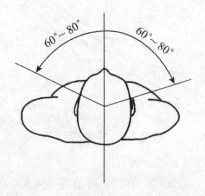

图 2-18 颈椎左右旋转活动范围

②腰椎的活动范围和记录方法：见图 2-19～图 2-23。

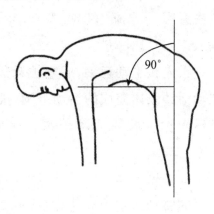

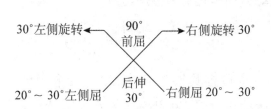

图 2-19　腰椎活动范围

图 2-20　腰椎前屈活动范围

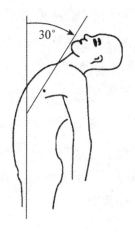

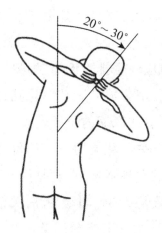

图 2-21　腰椎后伸活动范围

图 2-22　腰椎侧屈活动范围

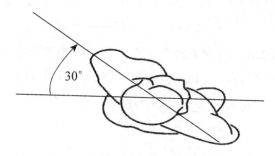

图 2-23　腰椎旋转活动范围

43

(2)关节运动的测量注意事项:首先应了解关节的正常运动范围,还应注意因人、年龄、性别、职业、生活方式及锻炼程度而异。最好是与健侧肢体作对比测量。

①先查主动运动,后查被动运动:主动运动范围是指患者通过自己主动活动肢体完成的活动范围,被动运动范围是指医生通过活动患者的肢体来检查肢体活动范围。如果主动运动正常,说明被动运动也将正常。

②如果主动运动异常,则应进一步检查其被动运动:注意关节内外障碍的鉴别。主动运动异常,被动运动正常时,说明病变不在关节内,可能为神经、肌肉等关节外疾病;主动运动与被动运动均受限制,说明病变可能在关节内或其周围软组织内。

③注意排除相邻关节的互相影响及互相补偿:如髋关节运动限制时,可由腰部各关节代偿;膝关节挛缩时,可继发髋关节屈曲挛缩。另外,也应注意排除疼痛、瘢痕、衣着过紧等其他因素的影响。

④记录关节运动应包括以下几个项目:关节的名称及左右,关节强硬、强直或挛缩的位置,主动运动和被动运动的范围,运动方向。

⑤关节功能的正确估价要以关节的有效运动为准则:如肘关节活动异常的两种情况,一种是介于 $0°\sim40°$,一种是介于 $90°\sim130°$,虽然二者活动度均为 $40°$,但后者肘关节功能却比前者好很多。

2. 肢体长度的测量

肢体长度的测量主要用于筋伤与骨折、脱位、先天性或继发性畸形的鉴别诊断。肢体测量是骨科临床检查中常用的检查方法,包括肢体长度和周径的测量。测量前要向患者解释并取得患者配合,测量过程中肢体的摆放角度要左右对称处于中立位。左右两侧对比测量,周径要测量肢体两侧肢体对称部位。准确的测量不仅对诊断和治疗有重要意义,而且对治疗前后效果观察也是很重要的。

(1)常用的测量方法

1)比拟法:取肢体的对称点,比较其高低,可以了解肢体有无长短上的差别。比拟法适用于 3 岁以下的儿童,因为在年幼的儿童中,用皮尺测量可能因不合作而遇到困难。

①大腿和小腿的测量方法:儿童仰卧,髋关节和膝关节屈曲,足掌平置在检查桌上,比较两膝盖的高低。

②上臂长短的比拟法:两上臂紧贴胸壁,肘关节屈曲,比较鹰嘴突的高低。

③前臂长短的比拟法:双手合掌,两前臂并拢,肘部支撑于桌上,比较尺骨茎突和手指尖的高低。

2)皮尺测量法:测量以前先定出测量标志。在测量时必须注意以下几点:测量前要观察有无先、后天性的畸形。两侧肢体必须放在完全对称的位置上进行测量,常是以健肢仿效患肢的姿势。两侧肢体的长度应作对比。采用恒定的骨性标志点。定点要准确。

(2)测量内容

1)下肢总长度的测量:测量者用食指尖从大腿根部由下而上触摸髂前上棘,当指尖最初接触骨突的一点用钢笔做一记号。其次用食指指尖触摸内踝尖端,亦做一记号。用皮尺测量髂前上棘与内踝指尖的距离,此为下肢的总长度。

①大腿长度:测量大粗隆至膝关节外侧间隙之间的距离。

②小腿长度:测量膝关节外侧间隙至外踝之间的距离;亦可测量膝关节内侧间隙至内踝之间的距离。

2)上肢总长度的测量:测量肩峰至中指尖端之间的距离。

①上臂长度:测量肩峰至鹰嘴突之间的距离。

②前臂长度:测量鹰嘴突至尺骨茎突之间的距离。

3)下肢长短的差别:下肢长短的差别可有实际上的差别、形式上的差别及实际和形式同时存在的差别。

①实际上的长短:分段测量大腿及小腿的长度,若发现两侧有长短差别,说明股骨或胫骨确实有长短差别,引起此类长短差别常由于骨骺生长速度不等所致,如损伤、结核或脊髓灰质炎,均能直接或间接影响下

肢骨骺的生长。由于下肢关节脱位能影响下肢的总长度,故亦属实际上的缩短。此种情况以髋关节结核引起的病理性脱位最多见。下肢骨折对位不良,为下肢实际长度差别的又一原因。

②形式上的长短:如关节挛缩、强直或僵硬于畸形位,在站立时就发生两下肢长短的差别,可是两侧大腿和小腿的实际长度仍相等。引起下肢形式上缩短常见的畸形以髋关节屈曲、内收畸形最多。若髋关节强直或僵硬于外展位,在站立时则发生形式上的增长,即患侧下肢显得较长。膝关节屈曲畸形与踝关节马蹄畸形,亦能引起下肢形式上的差别。

3. 肢体周径的测量

测量肢体周径常用以了解肌肉的萎缩程度及观察患肢肿胀的增减。一般常用软尺测量肢体周径,测量时取肿胀或萎缩最明显处,并测量健侧对称部位的周径,分别记录,以做对比。肿块测量时以其直径或体积记录。通常测量大腿时,皮尺放在髌骨上方 10～15cm 处;测量小腿时,皮尺放在髌骨下方 10cm 处。由于骨科患者大部分都有关节功能障碍及骨骼异常的情况,所以肢体长度和周径的测量是骨科检查中一项不可缺少的方法。

六、神经系统检查

神经损伤是筋伤疾病中的重要内容,诊断或处理不当常会给患者带来不可挽回的后果。因此,准确判断有无神经损伤和损伤的部位尤为重要,临证时应了解损伤原因、受伤部位、麻痹发生时间(伤后立即发生或逐渐发生)和伤后有否恢复现象等。具体检查应包括感觉检查、运动检查和反射检查等方面。

1. 感觉检查

(1)触觉:患者闭目,医者以棉絮或棉签轻轻触其皮肤,并比较不同部位的触觉变化。触觉强度可分为正常、敏感、迟钝和消失 4 级。

(2)痛觉:用针刺皮肤以检查痛觉,操作时应掌握刺激强度,可从无感觉区向正常区检查。检查要有系统性,自上而下,注意两侧对比。痛觉分为正常、敏感、迟钝和消失 4 级。

(3)温度觉:用玻璃试管盛 5～10℃冷水或 40～50℃的温水检查皮肤温度觉。

(4)位置觉:患者闭目,医者将患者末节指(趾)关节做被动活动,并询问其所处位置。

(5)振动觉:用音叉柄端放在被检者骨突或骨面上,如踝部、髌骨、髂嵴、棘突、胸骨或锁骨,检查振动感觉。检查时,患者应闭目。检查出的感觉改变应做详细记录,并以图示其区域。

2. 运动检查

(1)肌容积:注意肌肉的外形有无萎缩和肿胀。测出肢体的周径,按部位与健侧对比。

(2)肌张力:分为静止性肌张力、姿势性肌张力和运动性肌张力。

1)静止性肌张力:是指在静止状态时身体各部分肌肉所具有的张力。

2)姿势性肌张力:躯体站立时,虽然不见肌肉的显著收缩,但躯体前后肌肉均保持一定的张力,以维持站立时的姿势和身体的稳定,这叫姿势性肌张力。如果身体的重心发生了变化,姿势性肌张力也会反射性的调整,以保证姿势的稳定和平衡。

3)运动性肌张力:是指肌肉在运动中的张力,它是保证肢体运动的连续性和平衡性(无颤抖、抽搐、痉挛)的重要因素。

肌张力的增高或减低,注意根据触及肌肉的硬度和关节运动时的阻力来判断。肌张力降低表现为肌肉正常的粗隆变得平坦;触诊时,肌肉正常的弹性变得松弛;肌腹的移动幅度也增大;肢体做被动运动时,阻力减低或消失;关节运动的范围较生理状态扩大,出现伸屈过度现象。肌张力降低多见于下运动神经元病变(如周围神经炎、脊髓前角灰质炎),小脑病变,肌病及先天性肌无力症等。肌张力增高表现为静止状态下肌肉触诊有明显的坚硬感,甚至可见肌腱明显隆起于皮下,往往伴有明显的体位改变,甚至肢体挛缩、变形。肢体在做被动运动检查时,可以感到有明显的阻抗感。肌张力明显增高分痉挛性或强制性两种。痉挛性肌张力增高伴发于锥体束损害,被动运动患者关节时,在肌张力增高情况下出现阻抗感,这种阻抗感与被运动的速度有关。快速地牵伸在缩短状态下的肌肉时立即引起收缩、感到痉挛状态,牵伸到一定幅度时,阻力又突然消失,即所谓折刀样肌张力增高。强直性肌张力增高见于某些锥体外系病变中的特殊张力变化,其肌张力增高有选择性,上肢以内收肌、屈肌与旋前肌为主,下肢以伸肌肌张力增高占优势。被动运动患者肌体时所遇到的阻力一般比痉挛性者小。

肌张力的测定一般采用肢体主动运动及在此基础上加以阻力的徒手肌力测定法来判断肌力是否正常、稍弱、弱、甚弱或完全丧失。

(3)肌力

1)徒手肌力检查:临床上最常用的是 Lovett 6 级的徒手肌力检查法,此法是由美国哈佛大学矫形外科学教授 K. W. Lovett 于 1916 年提出的一种不借助于任何器材,仅靠检查者徒手对受试者进行肌力测定的方法。将测定的肌肉力量分为 0、Ⅰ、Ⅱ、Ⅲ、Ⅳ、Ⅴ 共六级。每级的指标依据是根据受试肌肉收缩所产生的肌肉活动带动关节的活动范围抵抗重力和阻力的情况而定的。徒手肌力检查法具体内容如下。

0 级:受试肌肉无收缩。代表符号为 0(Zero),评定结果为:肌力为正常的 0。

Ⅰ 级:肌肉有收缩,但不能使关节活动。代表符号为 T(trace),评定结果为:微有收缩,肌力为正常的 10%。

Ⅱ 级:肌肉收缩能使肢体在去除重力前提下做全范围关节活动。代表符号为 P(poor),评定结果为:差,肌力为正常的 25%。

Ⅲ 级:肌肉收缩能使肢体抵抗重力做关节全范围运动,但不能抵抗外加阻力。代表符号为:F(fair),评定结果为:尚可,肌力为正常的 50%。

Ⅳ 级:肌肉收缩能使肢体抵抗重力和部分外加阻力。代表符号为 G

(good)，评定结果为：良好，肌力为正常的75%。

Ⅴ级：肌肉收缩能使肢体活动抵抗重力及充分抵抗外加阻力。符号为N(normal)，评定结果为：正常，肌力为正常的100%。

2)器械肌力测试：在肌力超过3级时，为了进一步作较详细的定量评定，须用专门的器械做肌力测试。根据肌肉不同的收缩方式有不同的测试方法，包括等长肌力检查、等张肌力检查及等速肌力检查。常用方法如下。

①等长肌力检查：是在标准姿势下用测力器测定一个肌肉或肌群的等长收缩(isometric contraction)肌力。

握力：用大型握力计测定。测试时上肢在躯干侧下垂，握力计表面向外，将把手调节到适宜的宽度。测试2～3次，取最大值。以握力指数评定：握力指数＝好手握力(kg)/体重(kg)×100，正常应高于50。

捏力：用拇指和其他手指的指腹捏压握力计或捏力计可测得质量力，其值约为握力的30%。

背肌力即拉力：用拉力计测定。测定时两膝伸直，将把手调节到膝盖高度，然后用力伸直躯干上拉把手。以拉力指数评定：拉力指数＝拉力(kg)/体重(kg)×100。正常值为：男150～200，女100～150。此法易引起腰痛患者症状加重或复发，一般不用于腰痛患者。腰痛患者采用俯卧位手法检查代替。

四肢各组肌力测定：在标准姿势下通过钢丝绳及滑轮拉动固定的测力计，可对四肢各组肌肉的等长肌力进行分别测定。这组设备可组合成一架综合测力器，以便使用。

②等张肌力检查：即测定肌肉进行等张收缩(isotonic contraction)使关节做全幅度运动时所能克服的最大阻力。做1次运动的最大阻力称1次最大阻力(I repetition maximum，IRM)，完成10次连续运动时能克服的最大阻力(10 IRM)。测定时对适宜负荷和每次测试负荷的增加量应有所估计，避免多次反复测试引起肌肉疲劳，影响测试结果。运动负荷可用哑铃、沙袋、砝码等可定量的负重练习器进行。

③等速肌力检查:用于电脑连接的 Cybex 型等速测力器进行。测试时肢体带动仪器的杠杆做大幅度往复运动。运动速度用仪器预先设定,肌肉用力不能使运动加速,只能使肌张力增高,力矩输出增加。此力矩的变化由仪器记录,并同步记录关节角度的改变,绘成双导曲线,并自动做数据记录。这种等速测试法精确合理,能提供多方面的数据,已成为肌肉功能检查及其力学特性研究的良好手段。

3. 反射检查

检查时应使患者体位适当,肌肉放松,避免紧张。医者叩击位置要准确,用力均匀,并注意两侧的对比。

(1)浅反射:刺激体表感受器引起的反射,消失则表明体表感受器至中枢的反射弧中断。临床上常用的浅反射及其相应的脊髓节段如下。

1)腹壁反射:用钝器或手指轻划腹壁两侧上、中、下部皮肤,可见到该处腹肌有收缩反应。上腹壁反射消失提示胸$_{7\sim8}$损伤,中腹壁反射消失提示胸$_{9\sim11}$损伤,下腹壁反射消失提示腰$_1$损伤。

2)提睾反射:用钝器轻刮大腿内侧皮肤,引起睾提肌收缩,睾丸上升,反射消失提示腰$_{1\sim2}$损伤。

3)肛门反射:用钝器轻刮肛门周围皮肤,引起括约肌收缩。反射消失提示骶$_{1\sim5}$损伤。

(2)深反射:是刺激肌肉、肌腱、关节内的本体感受器所产生的反射,临床上常用的深反射及其相应的脊髓节段如下。

1)肱二头肌反射:患者前臂置于旋前半屈位,医者将其拇指放在肱二头肌肌腱上,用叩诊锤叩击拇指,引起肱二头肌收缩,由颈$_{5\sim6}$支配。

2)肱三头肌反射:患者前臂置于旋前半屈位,医者以手握住其前臂,用叩诊锤叩击其肘后肱三头肌肌腱,引起肱三头肌收缩,由颈$_{6\sim7}$支配。

3)桡骨膜反射:患者肘关节半屈,前臂旋前,叩击其桡骨茎突,引起其前臂屈曲和旋外动作,由颈$_{7\sim8}$支配。

4)膝反射:检查时应使患者放松肌肉,用叩诊锤叩击其髌韧带,引起伸膝动作,由腰$_{2\sim4}$支配。

5)跟腱反射:用叩诊锤叩击跟腱引起足的跖屈。检查时患者仰卧,膝关节半屈曲,足跟向内。医者左手持握足部(拇指在下,余4指在足背部,使足呈背伸位),右手叩击跟腱引起小腿三头肌的收缩和足的跖屈,由骶$_{1\sim2}$支配。

(3)病理反射

1)霍夫曼(Hoffmann)征:医者左手托住患者手掌,右手的示指和中指夹住患者的中指,再用拇指轻弹患者中指指甲。如引起患者拇指及其余各指出现屈曲动作为阳性反应,提示上运动神经元损伤。

2)巴宾斯基(Babinski)征:以钝器划患者足底外侧,引起踇趾伸直背屈,其他4趾扇形分开为阳性反应,这是锥体束损伤所表现的最重要的一个病理反射。

3)髌阵挛:患者仰卧,下肢伸直。医者以手指按在髌骨上缘,骤然向下推动髌骨,并将推下的髌骨继续保持于这个位置。如股四头肌肌腱有节律地阵阵收缩而使髌骨急速阵阵上下移动则为阳性。

4)踝阵挛:患者仰卧,医者用右手握住其足部,使膝关节处于半屈曲位,猛力推足使踝关节背屈。若引起踝关节有节律地出现屈伸动作则为阳性。

4.特殊检查

(1)脊柱检查

1)头顶叩击试验:患者端坐,医者一手平按患者头顶,用另一手握拳叩击按在患者头顶的手掌掌背。患者若感觉颈部疼痛不适或向上肢窜痛、麻木即为阳性。用于颈椎病或脊柱损伤的检查。

2)椎间孔挤压试验:患者端坐,头部略向患侧的侧后方倾斜,医者两手交叉,按住头顶向下施加压力。患者若感觉颈痛并向上肢放射即为阳性。用于颈椎病的检查。

3)臂丛神经牵拉试验:患者端坐,医者一手握患者病侧手腕,另一手按住患者头部,两手反方向推拉。若患者感到疼痛并向上肢放射即为阳性。用于颈椎病的检查。

4)直腿抬高试验:患者仰卧,两腿伸直,分别做直腿抬高动作,然后再被动抬高。正常时两侧下肢抬高幅度相等且无疼痛。若一侧抬高幅度降低,同时又有下肢放射性疼痛即为阳性,表示神经根有压迫现象。应记录两腿抬高的度数。用于腰椎间盘突出症、坐骨神经痛的检查。

5)直腿抬高加强试验:又称足背屈试验,体位同直腿抬高试验。当患者抬高下肢发生疼痛后,略放低患者下肢使其不感疼痛。医者一手握住患者足部突然使其背屈,若患者突感疼痛加剧或引起患肢的放射性疼痛即为阳性。用于腰椎间盘突出症和坐骨神经痛的检查。

6)屈髋伸膝试验:患者取仰卧位,医者使患者下肢尽量屈髋、屈膝,然后逐渐伸直膝关节。若在伸膝时出现下肢放射痛即为阳性。多用于坐骨神经痛的检查。

7)髋膝屈曲试验:患者取仰卧位,医者用两手握住患者两膝部使其髋、膝关节尽量屈曲,并向头部推压,使臀部离开床面。若腰骶发生疼痛即为阳性。如果腰部筋伤、劳损或腰椎间关节、腰骶关节、骶髂关节有病变或腰椎结核等均可以出现阳性,但腰椎间盘突出症做此试验常为阴性。

8)骶髂关节分离试验:又称"4"字试验。患者取仰卧位,医者将患者伤肢屈膝后做盘腿状放于对侧膝上,然后一手扶住对侧髂嵴部,另一手将患膝向外侧按压。若骶髂关节发生疼痛即为阳性。用于骶髂关节病变的检查,但事先应排除髋关节本身病变。

9)分腿试验:又称床边试验。患者仰卧于床边,健侧在床上,患侧垂于床边。医者一手握住健侧膝部使其屈膝、屈髋,另一手扶住患侧大腿用力下压,使髋关节尽量后伸,若骶髂关节发生疼痛即为阳性。说明骶髂关节有疾病。

(2)上肢检查

1)肩关节外展上举试验(疼痛弧试验):患者上肢外展 0°～60°不痛,外展 60°～120°疼痛,再上举 120°～180°反而不痛即为阳性。提示冈上肌肌腱炎。

2)冈上肌肌腱断裂试验:冈上肌腱断裂后,上肢不能维持良好的外展位,患侧越用力外展,肩就越高耸。

3)肱骨外上髁炎试验:患者前臂在旋前位并将桡腕关节屈曲再伸肘时,由于桡侧腕伸肌张力增大引起肱骨外上髁处疼痛即为阳性。

4)握拳尺偏试验:患侧握拳,拇指握于掌心内。医者一手握患腕,一手将患腕向尺侧倾斜,如桡骨茎突部疼痛即为阳性。用于检查桡骨茎突腱鞘炎。

5)屈腕试验:医者将患者伤侧手腕屈曲,同时压迫正中神经1~2分钟。如掌侧麻木感加重,疼痛放射至示指、中指即为阳性。用于检查腕管综合征。

(3)下肢检查

1)髋关节屈曲挛缩试验:又称托马斯征。患者取仰卧位,尽量屈曲健侧髋膝关节,使大腿贴近躯干,腰部紧贴于床面。如果患髋不能伸直平放于床面或虽能伸直但腰部出现前突即为阳性。用于髋关节僵硬、强直或髂腰肌痉挛的检查。

2)单腿站立试验:又称臀中肌试验。患者健肢单足站立,抬起患肢,患侧骨盆及该侧臀皱褶上升即为阴性。再令患者以患肢单足站立,健肢抬起,则健侧骨盆及臀皱褶下降即为阳性。此试验检查髋关节脱位或臀中、小肌麻痹,任何使臀中、小肌无力的疾病,这一体征均可出现阳性。

3)浮髌试验:患者仰卧,患侧膝关节伸直,令其放松股四头肌。医者一手在髌骨上方压挤,将髌上囊区的关节液挤压到髌骨下方,另一手示指向下压髌骨。若出现髌骨有浮动感即为阳性,说明膝关节内有积液。

4)膝关节分离试验:又称膝关节侧副韧带牵拉试验。患侧膝关节伸直,医者一手握住小腿下端,将小腿外展,另一手压住膝关节外侧向内侧推压。如膝关节内侧发生疼痛和侧方活动即为阳性,说明胫侧副韧带损伤或断裂。检查腓侧副韧带时,方法与之相反。

5)推拉试验:又称抽屉试验。患者取仰卧位,患膝屈曲。医者两手握住患侧膝部下方,向前后推拉。若小腿有过度前移,表示前十字韧带断裂或松弛;反之,表示后十字韧带松弛或断裂。

6)回旋挤压试验:又称麦氏征。患者取仰卧位,医者一手握膝,另一手握足。先使患肢尽量屈膝,然后使小腿充分外展、旋外或内收、旋内,并逐渐伸直。在伸直过程中患膝出现疼痛和弹响声即为阳性。检查时小腿外展、旋内伸膝出现疼痛和弹响者,多提示外侧半月板损伤;小腿内收、旋外伸膝出现疼痛和弹响者,多提示内侧半月板损伤,但临床中也可能有与之相反的结果。

7)研磨试验:患者取俯卧位。医者两手握住患肢踝部,屈膝 90°,然后用力沿小腿纵轴向下挤压膝关节,并做内、外旋转活动。如患膝关节内外侧疼痛即为阳性,说明内、外侧半月板损伤。此外,如将小腿向上牵拉,做内、外旋转活动引起疼痛,则说明膝胫、腓侧副韧带有损伤。

8)半月板重力试验:又称膝伸屈试验。患者侧卧位,患肢离开床面。令患者做膝关节伸屈活动,用小腿的重力挤压内、外侧半月板牵张侧副韧带。如出现响声或疼痛,提示半月板或侧副韧带损伤。

5. 筋伤的现代诊断检查方法

(1)X 线检查:X 线检查一般对筋伤诊断的意义不大,有时对肌腱、韧带和软骨损伤的诊断有一定参考价值,主要用于与骨折、脱位和骨病等的鉴别诊断。创伤后筋伤的 X 线表现主要有以下征象:软组织厚度增加,局部膨隆。局部软组织影像密度增高。原有组织层次混乱不清晰。因皮下组织内有间质水肿而成网状结构。由于关节内积液、积血致关节囊膨隆,并可造成关节囊外脂肪垫间脂肪线的推压移位或受压变窄。

1)X 线平片:一般对筋伤诊断的意义不大,主要用于与骨折、脱位和骨病的鉴别诊断。

2)应力下 X 线片:主要用于检查平片所不能显示的关节松弛、关节脱位和韧带损伤。检查方法是将被检查肢体放在正位,强迫在内翻或外翻、外展或内收位摄片,从中观察关节解剖关系有无异常改变。

3)造影检查:有助于某些筋伤的诊断,如髓腔造影可以确定椎管内病变,关节造影可确定关节软骨、关节内软骨和关节囊的病变。

(2)肌电图检查:肌电图检查是记录骨骼肌生物电的一种方法,依据病理肌电图的形态、分布和范围,可以确定神经损伤的部位,判断神经肌肉损伤的程度和预后,进一步对上、下运动神经元的病变予以鉴别。肌电图检查的临床意义如下。

1)震颤电位的出现是下运动神经元损伤的可靠征象。

2)部分神经损伤的肌电图表现比较多样。肌肉松弛时则呈现正常的功能运动单位电位,肌肉强烈收缩时一般出现单纯相,但也可能出现干扰相。

3)进行性多块肌肉检查有助于定位诊断,从而可以肯定某一周围神经有无损伤。

4)肌肉长时间失神经支配会发生完全纤维化,则各种病理电位均告消失,出现病理性电静息状态。

5)原发性肌病和失用性肌萎缩由于没有神经损伤,肌肉松弛时表现为电静息状态,肌肉收缩时出现肌萎缩电位,肌肉强力收缩时可出现电压较低的干扰相。

6)肌电图可区分神经源性肌萎缩、肌源性肌萎缩和其他原因所致的肌萎缩,还可区别脊髓前角细胞和周围神经病变。

7)神经传导速度可反映神经的传导功能。周围神经疾病时,传导速度改变最明显。脊髓前角细胞疾病时,如不合并周围神经变性,其传导速度多属正常。因此,传导速度减慢是周围神经损伤的表现,也是区别病变是在脊髓前角细胞还是在周围神经的主要依据。

(3)计算机 X 线体层摄影(CT):计算机 X 线体层摄影检查在腰椎间盘突出症、腰椎管狭窄症等筋伤疾病的诊断上有重要参考价值,并可推测软组织病变的性质和范围。

(4)磁共振成像(MRI):磁共振的原理是某些物质的原子核内具有单数的原子或中子,有可被测量出来的微量磁力。当这些有磁力的原子核被置于强磁场时,它们就围绕磁力线做旋转运动,其周期则根据磁线的强弱和核的类型而异,出现一定的强度。因而可以通过数据处理使组织的磁共振图像呈现出不同的台阶,按其明暗度呈现以下顺序:即脂肪,脑及脊髓,内脏,肌肉,液体充盈的体腔,韧带及肌腱,有迅速血流的血管,骨密质,空气等,从而可产生明显的对比。磁共振的应用范围与计算机 X 线体层摄影相似,可用于检查脊髓、椎间盘、膝关节、韧带病变、滑膜肥厚、软组织肿瘤和原发性肌肉疾病等。我院影像中心采用负重位MRI 技术,更加客观地反映颈、腰椎生理及病理状态下椎间盘硬膜囊及椎间孔、椎管、椎体序列等的状态,可为颈、腰椎退行性疾病的诊断提供可靠依据。

(5)红外热成像技术(IPT):我院影像中心利用作为功能影像的红外热成像技术,将腰背肌筋膜炎患者的红外热像图表现分为高温、混合温度、低温三种形式。红外热成像图在静息态下采集漏诊或误诊率较高,张斌青等冰敷干预后动态观察红外热成像图上软组织及周围神经损伤组织温度恢复的速度和程度,为准确区分病变软组织与周围或健侧正常组织,可为软组织疾病的诊断提供一定的依据。

(6)肌骨超声技术:肌骨超声是指超声应用于肌肉骨骼系统的一种诊断方法。与 CT 及磁共振成像相比,肌骨超声具有实时动态监测、价格低廉、检查方便等优点,同时还具有无明确禁忌证,无放射性损伤无创、操作时间短和便于医患沟通的特点。超声高频探头对关节滑膜炎性改变有很好的显示能力,因其可同时扫查骨皮质与周围软组织病变,所以能全面地评估病变关节的滑膜增生、血管翳形成、关节腔积液、软骨及骨侵蚀、关节周围软组织炎性改变,并能与对侧或其他关节比较。超声高频探头不仅可以清晰地显示肌肉、肌腱及韧带等各部分结构及其走行关系,确定病变的范围、类型和程度,还能评价肌腱和韧带的功能状态,从而为临床提供了一种新的、有效的影像学检查手段。虽然肌骨超声比腹部、妇产及小器官等超声均起步晚,但其研究前景广阔。由于超声可诊断的肌骨系统病种较多,且与超声新技术联系密切,所以还可用于介入性操作的引导。

(7)实验室检查:实验室检查是筋伤诊断中不可缺少的一部分,但对一般筋伤诊断意义不大,主要用于严重筋伤患者的诊断、鉴别诊断,并作为对病情变化、发展的判断和指导治疗的重要指标。随着筋伤学基础研究的开展,实验室检查在临床上越来越重要。

(8)关节镜检查:目前主要用于膝关节检查,正逐步用于肩、肘、桡腕、膝或踝关节的检查。关节镜检查目前已被公认为是一种有价值的辅助诊疗方法,准确率高,并发症少,在临床上的应用越来越广泛。但是,关节镜检查不能排除或代替其他诊断方法,在临床上应有选择地使用。此外,还有经皮穿刺椎间盘镜等。关节镜的适应证及其应用价值主要有以下几点。

1)明确诊断:对不能明确诊断的关节疾病,可行关节镜检查以确诊。对临床已做出诊断并决定手术治疗的关节疾病,可在手术前行关节镜检查,以进一步明确临床诊断,从而避免不必要的手术。

2)确定病变部位和程度:通过关节镜检查可了解关节内损伤的具体部位和损伤的程度,以确定治疗方法。

3)直视下取活检:可在关节镜直视下获取病变组织送病理检查,明确诊断。关节镜不但可用以检查诊断,也可以用于某些关节疾病的治疗,如可以使用膝关节镜进行关节内半月板切除手术等。

七、筋伤的并发症

筋伤除可产生局部症状外,常会引起一系列的反应和并发症。临床诊断、治疗时要全面、仔细地检查,注意筋伤并发症的发生,及时预防其发展。筋伤常见的并发症有早期并发症和晚期并发症。

1. 早期并发症

(1)骨折:筋伤时在肌腱附着点可发生撕脱骨折。轻微、反复或持续的肌肉收缩,如长跑、长途行军等,应力集中作用于骨骼某一处而引起的骨折,称疲劳性骨折,如第2～3跖骨疲劳性骨折。

(2)关节脱位:筋的主要功能是联属关节,络缀形体,主司关节运动。由于筋伤或断裂,或内分泌紊乱、炎症等因素,致韧带松弛,在肌肉牵拉、肢体重力等外力作用下,关节稳定性遭到破坏,引起关节半脱位或全脱位。如膝关节十字韧带损伤可并发膝关节半脱位,颈部炎症并发寰枢椎半脱位、盆腔炎症并发骶髂关节骨错缝等。

(3)神经损伤:筋损伤同时可合并神经损伤,如坐骨神经损伤、臂丛神经损伤、腓总神经损伤等,根据肢体运动、感觉功能丧失范围,肌肉有无明显萎缩等,可判定神经损伤部位。

(4)血管损伤:筋损伤同时可合并血管损伤,如肱动脉损伤、腘动脉损伤等。

2.晚期并发症

(1)肌肉萎缩:是慢性筋伤的并发症。筋伤后由于气血瘀阻、疼痛和包扎固定而使肢体活动减少,肌肉收缩能力减弱,造成血液循环障碍,日久导致不活动的肢体肌肉萎缩,称之为失用性肌萎缩。此外,营养不良性肌萎缩是指原因不明的肌肉变性疾病,特点是有遗传病变,多局限于肢体的某一肌群,萎缩程度较明显,恢复慢,预后较差。下运动神经元或周围神经损伤,亦常见肌肉萎缩。

(2)关节强直:筋伤后由于失治、误治,常常引起筋的挛缩和粘连,使关节主动活动和被动活动受限而出现关节强直。特别是手部筋伤治疗要注意早期功能锻炼,以预防指骨间关节强直的发生。

(3)骨质疏松:筋骨与五脏六腑的关系密切,特别是肝肾两脏。肝主筋的运动,主藏血,肾主藏精、生髓、合骨,肝肾亏损加上筋伤表现出腰腿活动不灵。因肝血不足,血不养筋,甚则出现手足拘挛、肢体麻木、屈伸不利。骨的坚硬依赖肾精的濡养,肾精充足则骨髓生化有源,骨骼得到骨髓的滋养而坚固有力。如肾气衰弱,肾精不足,则骨髓空虚,化源不足,成骨功能减退而发生骨质疏松,表现骨骼脆弱、两下肢痿软乏力、腰酸背痛、活动受限等。临床上筋伤患者长期卧床,肢体固定或失用后,亦可发生失用性骨质疏松。

(4)组织粘连：筋伤后血溢脉外，修复时纤维机化易致修复部位与周围组织粘连而影响关节活动，如膝关节侧副韧带的损伤、手部肌腱的损伤等。因此，治疗时要注意早期功能活动锻炼，预防筋伤修复过程中造成的粘连。

(5)肥厚增生与管腔狭窄：在慢性筋伤中，筋的损伤与修复同时并存，时间长久后筋会发生增生肥厚变性，如指屈肌腱、椎管内黄韧带。这些筋又在管腔之中，若增生肥厚变性，势必造成管腔狭窄，产生临床症状。

(6)钙化、骨化和骨质增生：急性筋伤后局部出血，日久血肿机化，使受伤组织增生和钙化。此外，由于积累性劳损，亦可导致劳损的韧带产生钙化，劳损的关节边缘骨质增生。如颈部项韧带的钙化、腰椎和膝关节骨质增生等。

(7)关节游离体：伤筋时有软骨损伤，在后期可演变为小骨块，脱落而成游离体。

第三章　平乐正骨"筋滞骨错"治疗方法

一、理筋手法

1. 理筋手法概论

平乐正骨"筋滞骨错"理筋手法是由推拿按摩手法组成,它是治疗筋伤的主要手段之一。

(1)功效

1)活血散瘀,消肿止痛:手法按摩能解除血管、筋肉的痉挛,增进血液循环和淋巴回流,加速瘀血的吸收,达到活血散瘀、消肿止痛的目的,有利于组织损伤的修复。

2)舒筋活络,解除痉挛:通过推拿按摩,能起到舒展和放松肌肉筋络的效应,使患部脉络通畅,疼痛减轻,从而能解除由于损伤所引起的反射性痉挛。

3)理顺筋络,整复错位理筋:手法能使跌仆闪挫所造成的"筋出槽、骨错缝"得到整复。临床上常用于外伤所造成的肌肉、肌腱、韧带、筋膜组织的破裂、滑脱及关节半脱位。总之,理筋手法对软组织破裂、滑脱、关节错缝具有理顺、整复、归位的作用。

4)松解粘连,通利关节:理筋手法能活血散瘀、松解粘连、滑利关节,可使紧张僵硬的组织恢复正常。临床上对于组织粘连、关节功能障碍者,可用弹拨和关节活络手法,再配合练功活动,使粘连松解,关节功能逐渐得以恢复正常。

5)通经活络,祛风散寒:理筋手法可以温通经络、祛风散寒、调和气血,从而调整机体内阴阳平衡失调,恢复肢体的功能。用点穴按摩法,循经取穴,具有镇痛、移痛、消痛之功效。医者在痛处用按法减轻疼痛,谓之镇痛法。在伤处邻近取穴,"得气"后伤处疼痛减轻,称为移痛法。对陈旧性损伤所致的局部疼痛,反复用强刺激手法治疗后,局部疼痛逐渐消失,谓消痛法。

(2)注意事项

1)治疗前术者一定要修剪指甲,不戴戒指、手链、手表等硬物,以免划破患者皮肤,并注意治疗前后个人的卫生清洁。

2)治疗前患者要排空大、小便,穿好舒适的衣服,需要时可裸露部分皮肤,以利于治疗。

3)治疗前术者要审证求因,明确诊断,全面了解患者的病情,排除治疗禁忌证。

4)治疗时术者要随时调整姿势,使自己处在一个合适松弛的体位上,从而有利于发力和持久操作。同时也要尽量让患者处于一个舒适放松的体位上,这样有利于治疗的顺利进行。

5)治疗时术者要保持身心安静、注意力集中,从而在轻松的状态下进行治疗,也可以同时放一些轻松的音乐。

6)治疗时,术者用力不宜过大,并注意观察患者的全身反应,一旦出现头晕、心慌、胸闷、四肢冷汗、脉细数等现象,应立即停止治疗,采取休息、饮水等对症措施。

7)急性软组织损伤,局部疼痛肿胀较甚,瘀血甚者,宜选择远端穴位进行操作,当病情缓解后,再进行局部操作。

8)为了避免治疗时过度刺激施术部位暴露的皮肤,可以选用一些皮肤润滑剂,如爽身粉、治疗按摩膏、凡士林油等,治疗时涂在施术部位的皮肤上,然后进行治疗。

9)治疗时要保持一定的室温和清洁肃静的环境,既不可过冷,也不可过热,以防患者感冒和影响治疗的效果。

10)治疗后,患者如感觉疲劳,可以休息片刻,然后再做其他活动。

11)患者过于饥饿、饱胀、疲劳、精神紧张时,不宜立即进行治疗。

12)治疗以 10～15 次为 1 个疗程,疗程之间宜休息 2～3 日。

(3)治疗禁忌:①有出血性疾病者;②严重的高血压病、高热者;③皮肤病的局部化脓、感染等;④妇女月经期,孕妇的腹部、腰部、髋部;⑤各种恶性肿瘤;⑥烧伤、烫伤;⑦有严重心脏病、脑病、肺病、肾病者;⑧诊断不明确的急性脊柱损伤或伴有脊髓症状者;⑨各种骨折、骨结核、骨髓炎、严重的老年性骨质疏松症者;⑩各种急性传染病、胃或十二指肠溃疡病急性穿孔者;⑪酒后神志不清者、精神病者;⑫年老体弱、病重、极度衰弱经不起治疗者;⑬诊断不明确的疾病。

2. 颈部理筋手法

(1)颈部扭挫伤

1)术前准备:患者端坐,完全放松,暴露颈肩部。

2)操纵过程

①点穴:患者正坐,医者站立于患者背后。术者一手扶住患者头部,一手以中指点按风池、天柱、风府、肩井等穴。

②推揉法:点毕以中指或拇指在所点之穴由上而下推揉,反复数次。

③拿捏法:再以拇指与食中指相对,轻轻捏拿颈项部筋肉数次。

(2)落枕

1)术前准备:患者端坐,完全放松,暴露颈肩部。

2)操纵过程

①按摩法:医者站于患者背后,在颈肩部轻手法揉摩 3～5 分钟,使痉挛的肌肉得到缓解。

②点穴:用拇指或中指点按风池、天柱、曲池、合谷、阳溪等穴,每穴点按 30 秒,以流通气血、解痉止痛。在点按远端穴位时,患者在感到穴位酸麻困胀的同时活动颈部,效果更佳。

③捏拿弹筋:医者用拇指与食指、中指对捏颈部、肩上和肩胛内侧的肌肉,做捏拿弹筋手法。

④牵颈:医者一手托住患者下颌,一手托住枕部,两手同时用力向上提,此时患者的躯干部重量起反牵引作用,牵引同时做颈前屈、后伸动作数次。

⑤摇颈:使头略后仰,医者用两手配合旋转患者头部,幅度逐渐加大,待患者能主动配合至头的旋转顺利无阻时,可突然加大向患侧活动范围,使下颌角处于锁骨前缘,动作要稳妥。在活动过程中,可听到发出清脆的弹响声,略停片刻随即将下颌角旋转向健侧同样的位置。

(3)颈型颈椎病

1)术前准备:患者端坐,完全放松,暴露颈肩部。

2)操纵过程

①患者端坐位,医者立于患者背后,先以滚法放松颈肩部、上背部约5分钟。

②再按揉捏拿颈项部,然后以牵引揉捻法操作:双手拇指分别置于两侧枕骨乳突处,余四指环形相对,托住下颌。双前臂压住患者双肩,双手腕立起,牵引颈椎,保持牵引力约1分钟,同时环转摇晃头部及做头部的前屈后伸运动数次。

③然后医者改为左手托住下颌部,同时用肩及枕部顶在患者右侧颞枕部以固定头部,保持牵引力下以右手拇指按在痉挛的颈部肌肉处作自上而下的快速揉捻,同时将患者头部缓缓向左侧旋转。

④最后以颈部的散法和劈法结束治疗。

(4)神经根型颈椎病

1)术前准备:患者端坐,完全放松,暴露颈肩部。

2)操纵过程

①患者坐位,医者先用轻缓地揉、拿、滚等手法施术于颈肩部肌肉,然后用分拨理筋手法施术于颈部病变部及压痛点,使患者感到上肢串麻为宜。

②患者坐位,医者立其后方,缓缓地拔伸颈部并前屈后伸、左右侧屈及旋转活动颈部,幅度要大,速度要慢,以防头晕,重压风池、肩井、缺盆、

大椎、合谷等。

③患者坐位,医者站其后方,一手扶于患者头侧部,另一上臂肘部托患者下颌骨,轻轻晃动,待患者颈部放松时,双手反向同时加力,使颈椎的小关节产生错动而发生清脆的响声。

④患者坐位,医者立于后方,令患者头部前屈并旋转至最大限度。医者一手拇指顶住偏歪棘突,另一手扶头。令患者头向对侧旋转并缓缓后仰,重复2~3次。

⑤患者俯卧位,医者用拇指按背部及两侧肩部,按揉两侧肩井穴。

⑥患者侧卧位,医者用中指弹拨极泉、手五里、小海等穴。再在全臂施以揉摖、对挤、拍打等手法。

(5)椎动脉型颈椎病

1)术前准备:患者端坐,完全放松,暴露颈肩部。

2)操纵过程

①患者端坐位,医者立于患者身后,先以轻柔的摖、按、揉等手法在颈项肩部施术,放松局部痉挛的肌肉,然后在颈项部痛点明显的硬性筋结处用揉捻法操作,力度宜轻柔。

②将筋结揉开后,以中、示指在两侧分别同时搓揉胸锁乳突肌和斜方肌,再以揉拿的手法按揉捏拿颈项及肩井穴,并以拇指分别点接风池、风府、大椎、天宗等穴。

③触及颈项部肌肉已放松后可行扳法。以左肘置于患者颌下,右手托扶枕部,使患者头部转向左侧,当感觉有固定感时,在牵引力下向左侧用力,此时可听到一声或数声弹响。本法操作完左侧可再旋右侧,最后以劈法和拍法结束手法。

(6)脊髓型颈椎病

1)术前准备:患者端坐,完全放松,暴露颈肩部。

2)操纵过程

①掌揉法:患者端坐位,医者立于患者身后,先以掌根揉、拇指、示指揉拿颈项肩背部5分钟,放松项肩部肌肉。

②点穴法：医者以点穴手法分别点按百会,风池、风府、大椎、大杼、肩井、天宗等穴位 10 分钟。

③弹拨法：医者重点弹拨患者寰枕筋膜、颈夹肌、斜方肌,向上而下往复弹拨。

④擦揉法：以擦法、按揉等手法在颈项、肩背等处重复操作 10 分钟。最后以拍法结束治疗。

(7)寰枢关节半脱位

1)术前准备：患者端坐,完全放松,暴露颈肩部。

2)操纵过程

①端提旋转：患者坐低凳,头后伸约 15°,医者立其后方,双手托患者下颌,上胸部抵紧患者后枕部,向上提牵约 1 分钟,再左右旋转 35°各 3 次,多可闻及弹响。

②提拉折顶：患者头前屈 15°,医者立其后方,一肘窝托患者下颌,手扶健侧头部,同时一侧上胸部抵紧患侧头部,向上提牵约 1 分钟,再一侧旋转约 35°,另手拇指向鼻尖方向推顶颈$_3$棘突,指下有轻微错动感时,手指勿离开,将头转为中立位后,背伸颈部即可。

③抱提推顶：保持头背伸,并轻轻向上提拉,再一侧旋转约 35°,另手拇指推偏歪的枢椎棘突或高突的寰椎侧块向健侧,指下有错动感,触诊错缝纠正即可。

3. 肩、上臂部理筋手法

(1)肩周炎

1)术前准备：患者端坐位,完全放松,暴露肩及上臂部。

2)操纵过程：以右侧为例。医者立于患者右后侧,左肘部压按患者右肩,右上肢屈曲,右手托起患肩肘部,嘱其放松,做被动的肩部环转动作,力度由轻到重,范围由小至大,以患者可承受为度。顺时针环转可有效缓解肩关节内收、内旋受限,逆时针环转可有效缓解肩关节外展、外旋困难(三角肌及其前部肌束、冈上肌、大圆肌、肩胛下肌)。如患者上举困难,可加弹拨肱二头肌长头、喙突手法。如患者后伸、内收困难,可加弹拨肱骨大小结节脊止点处肌肉、大圆肌肌腹及起止点手法。如内收活动受限可用环抱拉伸手法:患者患侧手掌置于健侧肩部,医者立于患者后侧,腹部贴于患者背部,双手环抱患侧肘部,缓慢用力,逐步加大患肩内收的角度,可突然发力,但必须以患者可承受为度。此方法可有效缓解肩部内收(肩胛下肌)的活动度。肩部环转、弹拨、环抱拉伸手法时需适当加返佐手法(擦法、揉法、擦法)以缓解由此产生的疼痛。

(2)肩关节错缝

1)术前准备:患者端坐位,完全放松,暴露肩及上臂部。

2)操纵过程

①患者端坐位,一助手固定患肩,另一助手牵引患肢3分钟,在维持牵引下,由医者接替其用双手握患腕,行内收、前屈、上举、外展、外旋牵抖向后下放、后伸、下垂的连续手法。在手法复位过程中,于外展外旋牵抖时,术者常可听到"喀嗒"的弹响声,或有骨节滑动复位的感觉,表示复位成功。在术者复位时,固定患肩的助手应将双掌心置于患肩前外方,持续向后推肩部肌肉以配合术者复位。

②患者坐位,身体稍后倾,医者立于患者患侧前外方,一手握住患肢前臂,使患肢肘关节屈曲9秒,肩关节极度内旋,另一手掌向后推肩关节前外方,同时助手向前推患侧肩胛骨,防止患者后倾。复位后疼痛大减或消失,肩关节在内旋位外展前屈后伸活动正常,说明复位成功。

(3)肩胛胸壁关节错缝

1)术前准备:患者端坐位,完全放松,暴露肩及上臂部。

2)操纵过程:以右侧为例。手法推、拿、按、揉三角肌、斜方肌、冈上肌;患者俯卧位,医者左手按患者肩胛骨靠脊柱内侧缘,嘱其臂后伸,医者右手握患者肩部,在患者深吸气时,两手相对用力,通常可听到"喀嗒"声,表明已复位。

(4)肩锁关节错缝

1)术前准备:患者端坐,完全放松,暴露肩及上臂部。

2)操纵过程:以左侧为例。医者站于患者身后偏左侧,以右手拇指按于肩锁关节(稍偏锁骨)处,左手握住患者左腕部用力向下牵拉患肢同时做肩关节上举外展运动,左手动作的同时右手拇指用力向前下推压。一般操作2遍,偶有拇指下关节复位感,但不可强求。再以擦法在肩峰上部沿锁骨侧施术,以透热为度。最后以搓摩法在患者肩部及上肢部操作结束治疗。

4. 肘、前臂、腕、手部理筋手法

(1)肱骨外上髁炎

1)术前准备:患者端坐,完全放松,暴露肘、前臂、腕、手部。

2)操纵过程

①患者取坐位,患臂外展前屈位,肘关节微屈,肘下垫枕,医者立于其右侧,在前臂桡侧肌群用㨰法,同时配合前臂旋前、旋后的被动运动。重点在肱骨外上髁处用㨰法。

②配合肘关节屈伸的被动运动,按揉阿是穴、曲池、手三里穴各1分钟。

③弹拨桡侧伸腕肌,拿桡侧伸腕肌,擦桡侧伸腕肌及肱骨外上髁。

(2)旋后肌综合征

1)术前准备:患者端坐,完全放松,暴露肘、前臂、腕、手部。

2)操纵过程

①令患者先左弓箭步,左臂屈肘上提,拳停于眼前,同时右拳屈肘向后,停于髋关节后,眼看左拳心,换右弓箭步,左右同姿。

②令患者右手掌上举过头,掌心朝天,指尖向左,左手掌下按,掌心向下,指尖朝前。左手移背后下按指尖超后,右肘屈曲,手抱枕颈,头向后抬,手向下按,二力相争,背后五指翻转摸背,左右同姿。

(3)腕管综合征

1)术前准备:患者端坐,完全放松,暴露肘、前臂、腕、手部。

2)操纵过程

①先在外关、阳溪、鱼际、合谷、劳宫穴及痛点等处施以按压、揉摩手法。

②然后将患手在轻度拔伸下,缓缓旋转、屈伸腕关节数次。

③将医者左手握于患手腕上,右手拇、食指捏住患手拇、示、中、环指远节,向远心端迅速拔伸,以发生弹响为佳。

④以上手法每日1次,局部不宜过重过多施用手法,以减少已增加的腕管内压。

(4)腱鞘囊肿

1)术前准备:患者端坐,完全放松,暴露肘、前臂、腕、手部。

2)操纵过程:患者取坐位或站立位,令其腕背伸或掌屈(肿物在背侧者掌屈,反之背伸),使囊肿较为固定并突出后,医者用拇指向近侧或远侧挤压囊壁,囊壁薄弱一侧因囊内张力而破裂。一般情况术者拇指下感觉张力突然降低,这时再用手捏揉囊肿部位,使之逐渐减小或消失。

5. 胸、腰背部理筋手法

(1)背肌筋膜炎

1)术前准备:患者端坐,完全放松,暴露胸、腰背部。

2)操作过程:医者先用散法放松患者肩背部肌肉,嘱患者双手交叉紧抱两肩,使背部肌肉处于紧张状态;医者用手掌根按揉风门、肺俞、魄户、膏肓等穴位3~5分钟;让患者患侧上肢极力旋后贴于后背,医者以拇指指腹沿肩胛骨内侧缘向里揉动3~5分钟;最后按揉激痛点,弹拨筋束,使结散气通后用叩击法结束治疗。每日2次,手法以患者耐受为度。

(2)胸椎小关节紊乱症

1)俯卧错动法:患者取俯卧位,双手自然放于两侧,医者立于其体侧,双手掌根交叉放于患椎棘突旁两侧的小关节突处。令患者深呼吸,当其呼气末的瞬间,双手掌根顿挫用力,完成复位。

2)推举胸顶法:患者站立位,双脚与肩同宽,双手置于枕后,医者立其后方,丁字步站定,一腿向前,双手托其枕部,医者将3cm×4 cm×5cm大小的棉垫置于胸椎侧凸处,以前胸抵住棉垫,令患者后仰并吸气,双手同时用力上提,听到弹响声即结束动作。

3)坐位膝顶法:患者坐位,医者立于患者背后,将一腿屈曲,足踏坐凳边缘上,膝部置于患者胸椎侧凸处,以双手扳持患者两肩前外侧,令患者后仰并吸气,膝部、双手同时发力,听到弹响声即结束动作。

（3）胸肋关节错缝

1）俯卧位顿压法:患者俯卧位,双上肢自然置于身体两侧,全身放松。医者立于患侧,先放松腰背部肌肉5～10分钟,然后将双手叠加置于胸椎$_{2～4}$棘突顶端,嘱患者咳嗽或做深呼吸待呼气末,医者双手同时向下用力按压,如听到清楚的关节弹响声,说明复位成功。

2）坐位膝顶法:患者在方凳取端坐位,双手上举交叉于脑后,医者在患者背后方站立,双手自患者的背后腋下面向前伸,叮嘱患者全程进行全身放松,自然呼吸,医者的膝部顶住患者胸背部疼痛部位的棘突部进行突然发力,在此同时,医者两手做向上向后的提拉动作。此两种运动的用力要保持协调,若可听到胸椎小关节整复的清脆弹响声,则显示手法成功。最后嘱患者憋气,医者自上而下行拍打手法数遍。

3）仰卧位掌根推按复位法:以右侧胸肋关节半脱位为例。患者仰卧位,头下不垫枕,充分放松。为使胸大肌及其他肌组织充分放松,令患者屈肘,上臂内收内旋,置于体侧,手和前臂内收内旋轻轻置于腹部。医者站于患者头侧,用拇指指腹触诊法仔细触摸到微突处,将右手掌横置于患处右前胸部,掌根轻压于患处前突部,指端朝向对侧（左胸）,左手重叠于右手之上,并与右手垂直,指端朝向患者足部。放好后静置片刻,再随呼吸时胸部之起伏自然上下升落几次后,令患者深吸气至尽再呼出,2～3次后,在患者完全放松、毫无防备的情况下于深吸气后开始呼气的瞬间,胸廓各径开始缩小时,突然瞬时用轻巧、快速之爆发力向背、下、对侧推按,用力要快而恰止,要有一股"弹性内含劲"。此种推按用力方向为两手用力之合力,系右手向背侧同时稍向对侧推,左手向背侧稍向下,合力作用于半脱位处。如此重复2～3次即可复位。

4）站立位胸顶法:患者站立位,医者立于患者身后,患者双手交叉抱住对侧肩于胸前呈三角势,医者双手交叉托住患者肘部,胸大肌顶住病变的后肋椎关节。嘱患者深呼吸,待呼气末端,施以向后上45°提力,闻及"喀嗒"声表示复位成功。

5）坐位提拉推顶法：患者在方凳取端坐位，医者站患侧后外方，以一肘窝从患者腋下扶住肩背被动提起患臂上举并外展，猛力用反弓、外展之拉拽之力，同时另一手食指环或掌根抵住比伤关节低1～2个椎体的棘突旁向前猛力推，局部响表示复位。

（4）胸锁关节错缝（以左侧为例）

1）坐位膝顶法：患者端坐方凳，上举双臂，医者站立患者背后，先令其振臂扩胸，以双腕或双肘窝从患者两腋下伸到胸前勾紧双肩，同时医者右膝高抬抵在患者第二胸椎（棘）突与左肩胛骨内上角之间，嘱患者尽力扩胸，肩臂反弓，乘其不备，医者以左侧为主猛搬肩臂使之反弓，同时右膝向前项推，常可听到"喀嗒"响声，胸锁关节已示复位。

2）患者端坐方凳，医者立其左后方，以左肘窝从腋下夹持患者左肩臂，用力提起，被动使患臂上举180°，且用力（后弓）震颤，同时右手食指呈环状顶抵在患者第二胸椎（棘）突与左肩胛骨内上角之间向前猛推胸背，两手配合施力，常可感到响声或跳动而复位。

（5）肋椎关节错缝

1）俯卧位顿挫法：患者俯卧位，双上肢自然置于身体两侧，全身放松。医者站于患侧，双手叠压，主力手在下，掌根压在椎旁压痛处，令患者深呼吸，于呼气末施以适当的爆发力下压，使紊乱错缝的肋椎关节受到瞬间冲击，发生分离，重新组合，恢复到正常生理位置或小关节滑膜嵌顿得以解脱。当听到"咔嗒"声或掌下有滑移感时表示施术成功。

2）俯卧位侧搬法：患者取俯卧位，双上肢自然置于身体两侧，全身放松。医者站于患侧，用右手固定错缝的肋椎关节，左手握住患者的右侧肩关节，右手施按法，左手施搬法，双手同时用力即可闻及复位声。

3）坐位旋转法，以左侧为例：患者坐位，双手交叉抱于后枕部，尽力弓背，医者位于患者左侧，左手从患者左臂孔内穿入扶在颈部，右手拇指偏峰点压住患椎棘突左侧，做扭转动作，待脊柱旋转力传到拇指时，右拇指协同用力向对侧顶推，感到指下棘突轻微移动时表示手法成功。

4)坐位膝顶法:患者端坐于方凳上,双手交叉抱于颈部,医者站在患者背后,两手穿向患者两腋下握紧上臂,同时用膝关节紧抵于患椎棘突旁,双手牵拉患者上臂向后用力,嘱患者自然胸式呼吸,当吸气到最大限度时,用膝关节施以爆发性弹力,随后更换另一侧做重复动作。

(6)急性腰扭伤

1)患者取站立位,医者用双手拇指分别按压双侧太冲穴(位于足背侧,第1～2跖骨结合部之前凹陷处),缓缓下按,同时令患者左右旋腰,幅度由小到大,如此反复5次。

2)患者取站立位,医者立于其前方,拇指分别按压双侧腰痛点,缓缓下按,同时令患者慢慢下蹲站起,如此反复5次。

3)患者取俯卧位,医者站于床尾,双手用力点按其承山穴,同时令患者缓缓向后坐起,待碰到医者手部后向前爬下,反复3～5次即可。

(7)腰椎间盘突出症

1)牵弹三步法:适用于中央型腰椎间盘突出症。

①牵引治疗:将多功能床头牵引架固定于床尾,床尾抬高,牵引前排便,患者俯卧位,用骨盆牵引带行胸腹对抗牵引,要求骨盆牵引带上缘绑扎在髂峰以上,尾部牵引仰角(30±5)°。每次牵引解除后要求患者卧床30分钟后再下地;部分疼痛剧烈,根性刺激症状明显的患者可先用屈曲位牵引,牵引重量、角度同俯卧位牵引,但患者仰卧,小腿下垫一棉被,使屈髋屈膝90°,待症状缓解后仍改为俯卧位牵引。牵引12～15日后,患者神经症状有所缓解,腰部骶棘肌紧张基本松弛后可进行第二步治疗。

②牵引下弹压复位治疗:患者俯卧于电动牵引床上,胸部和髋部常规缚扎牵引带,腹部悬空,牵引重量设定为等体质量,体质强壮、体质量较重者可超体质量10%,持续牵引10～15分钟。骶棘肌充分松弛后,维持牵引力不变,医者站立于患侧或症状较重一侧,一只手的中指顺脊柱方向(或上或下),掌根按压于相应病变节段棘突间隙,并将另一手虎口叠加于术手的腕背部,双肘关节伸直,连续垂直弹压,同时嘱患者张口呼吸,切勿闭气,弹压频率每分钟100次,连续弹压10分钟,手下有错动

感或腰部曲度明显恢复则停止（如出现不良反应则立即停止）。如未达到标准，视患者耐受性可重复操作一遍，仍不能达到标准者不再强求。操作结束后嘱患者深吸气，再慢慢呼出，在缓慢呼出同时去除牵引带。

③扳伸治疗：患者健侧卧位（如中央型突出则症状较轻侧卧位），健肢在下并伸直，患肢在上屈曲。医者面对患者，腹部抵住患肢膝关节使其极度屈膝屈髋，一肘固定患者肩臂部，推压患者上身向后，另一肘压臀部固定骨盆向前，同时用拇指顶压于病变间隙上位棘突（如有棘突偏歪则以偏歪棘突为准），双肘交错用力晃动脊柱，当力线传导至拇指下并有阻抗感时突然发力，可闻及"咯噔"弹响声同时感拇指下有关节松动时即告复位。然后嘱患者仰卧位双下肢伸直，术者站于患者侧面，助手固定对侧骨盆，医者用臂肘部环抱患者下肢托起，行踝关节背伸及内外旋转，先健侧、后患侧，每侧3次。另一手虎口相对握住大腿前面中段，术者在托起下肢同时行牵引并直腿抬高，高度以患者可耐受为限，但不低于50°，不高于100°，达到固定高度后握大腿之手握患者足前部（如中央型突出则先症状较轻侧、后症状较重侧）。

2）三维屈曲旋转复位法：适用于旁中央型腰椎间盘突出症。

①牵引治疗：患者取俯卧位或仰卧位用牵引床或骨盆牵引带牵引，牵引前排便，牵引重量是体重的10%～30%，每次30～50分钟，病变椎间隙处于上下牵引带之间，每日2次，尾部牵引仰角30°，误差±5°，每次牵引解除后要求患者卧床30分钟后再下地。如上所述牵引12±5日后，患者腰部骶棘肌紧张基本松弛，入院时神经症状有所缓解后可进行第二步治疗。

②三维屈旋加平拉背压法

三维屈旋法：在济南华飞三维旋转治疗床治疗。根据患者的身高、体重、性别、年龄、发病部位、突出块与神经根及脊髓的位置关系等确定牵引距离（一般50～65mm）、成角度数、旋转方向、旋转度数的数据指令输入计算机。用胸部固定带、臀部固定带固定患者于三维治疗床上，胸腋部与骨盆分别在整脊床的头胸板和腰臀板上，使病变椎间隙位于两板交界处,检查无误后启动治疗床,医者将手拇指或肘尖置于患者病变侧间隙,嘱患者放松,不要屏气,此时踩动脚踏开关,仪器会自动按照指令完成瞬间牵引与角度旋转治疗,同时医者辅以手法推顶按压,每次治疗1~3次。

平拉背压法:患者在进行完三维旋转后即进行平拉背压治疗。在上海产 JZC-Ⅱ型电脑力度显示牵引床上实施平拉背压治疗。患者俯卧于牵引床上,胸部及髋部常规缚上牵引带后各垫一高 10cm 的软枕,使病变间隙之腹部悬空,然后将牵引重量牵引到超病人体重 10%,持续 10~15 分钟,牵引重量降到体重的 30%～50% 时,患者骶棘肌松弛,可以实施弹压手法,手法过程中不再增加牵引重量。术者站立于患侧(中央型突出站立于症状较重一侧),一手掌根按压于相应病变节段棘突间隙,中指正对脊柱方向(或上或下),另一手虎口叠加于腕背部,双肘关节伸直,向腹部垂直连续弹压,(弹压过程中,嘱患者张口呼吸,切勿闭气),压力为 30~50kg(电脑牵引床可显示弹压力公斤数),频率为每分钟 120 次,此时牵引力维持不变。

患者如无不良反应,连续弹压约 10 分钟即停止手法,逐渐减小牵引重量至电脑显示牵引力为 0,去掉软垫,患者同身手掌置于腰骶部,用直尺越过手掌连接胸$_{12}$椎体棘突和骶骨岬,直尺下的胸$_{12}$棘突、手掌、骶骨岬在同一水平面以下表明手法到位,嘱患者深呼吸,去除牵引带。如未达到标准,视患者耐受性可重复操作一遍,仍不能达到标准者不再强求。

③后期治疗:术毕患者绝对卧床 3 日,直线翻身,平卧时腰下加自制腰垫,高度不低于 2cm,以维持腰曲。并应用脱水消肿、活血化瘀药物静脉滴注,每日 1 次,连用 5 日。

(8)腰椎椎管狭窄症(纤维性)

1)术前准备:患者取俯卧位,完全放松,暴露胸、腰背部。

2)操作过程:术者用一指禅手法依次点三焦俞、肾俞、气海俞、承山、委中穴。点穴时可用颤法,患者有酸胀得气感为佳。以上诸穴点按后用拇指侧峰对竖脊肌进行弹拨。手法宜缓不宜急,先左后右、顺脊而下。

之后对有条索之肌肉进行擦、揉、拨、按、摩使其平复。最后用双手掌根部,从大椎穴始,自上而下,按压脊柱以通督脉,3遍后逆推八髎穴,补命门而收功。

6. 骨盆、下肢理筋手法

(1)梨状肌综合征

1)放松手法:医者先用捋顺手法,自患者臀部至足跟上下进行,再用擦法、掌揉法或肘揉法、推法于臀部(以环跳为中心)、腰骶部及下肢后方进行,施术5分钟,放松臀部及患肢肌肉;再以点、按、压手法进行,以肘尖、拇指、掌根点按环跳、承扶、殷门、委中、委阳、阳陵泉、承山等穴各1分钟,以"得气"为度。

2)弹拨理筋手法:先进行肌肉弹拨手法,患者取俯卧位,术者以肘尖或双拇指重叠置于患侧梨状肌压痛点处,先平行肌肉进行理顺,再垂直肌肉方向进行弹拨,力量先由轻而重,再由重渐轻地进行,以患者耐受为度;在进行牵拉松弛梨状肌手法,患者俯卧位,屈曲患侧小腿90°,医者用一手肘部点压痛点,用另一手扶患侧踝部,不断内收外旋患侧髋关节,过程中逐渐用肘部对痛点施压,由轻到重进行。

3)整合类手法:医者先用双手拿捏患侧下肢,再用拍打手法拍打臀部以下患肢,然后用掌推法推擦患侧臀部及下肢后侧,最后用牵抖手法牵抖患肢。

(2)髋关节滑囊炎

1)患者俯卧或侧卧位(患侧在上),医者在其患侧髋关节周围,用轻柔的擦法、按揉法及散法施术5~10分钟。要点是以痛点为中心散射外推。

2)若有长短腿者,可用仰卧屈髋法治之。患者仰卧位,双腿伸直,医者站在患侧,一手按扶髋部前方,另一手拿住小腿远端,轻轻摇晃髋关节。晃后,再将患侧下肢轻轻地内旋向上屈膝屈髋,使之尽量屈曲,然后将患肢向下牵拉放平,再与健肢相比,要求两侧长短相等。

3)最后用擦法,擦髋关节前、外侧。亦可配合舒筋药水涂擦,外敷中药或洗药热敷。治疗后卧床休息1~2周。

（3）髋关节滑膜炎

患者仰卧位，医者立于患侧，先用拇指轻柔弹拨患髋股内收肌群，以缓解肌肉痉挛，而后一手握踝部，一手握膝部，先轻轻做拔伸牵引再屈髋屈膝，于无痛状态下旋转摇晃髋部，腿长者做屈髋内收内旋患肢，腿短者做屈髋外展外旋，随即伸直患腿，手法完毕。术后尽量卧床休息。

（4）膝关节骨性关节炎

1）患者俯卧位，松解竖脊肌、腰方肌，擦法2分钟；肾俞穴、大肠俞穴，点按法，每个穴位30秒钟。

2）患者俯卧位，松解臀大肌、臀中肌，擦法2分钟；环跳穴、秩边穴点按法，每个穴位30秒钟。

3）患者俯卧位，松解股二头肌、半膜肌、半腱肌，掌根揉法、拿捏法各2秒钟。承扶穴，点按法，30秒钟。

4）患者俯卧位，松解腓肠肌、比目鱼肌，掌根揉法、拿捏法各2分钟，委中穴、承山穴，点按法30秒钟。

5）患者侧卧、屈髋屈膝位，松解阔筋膜张肌、髂胫束，擦法、拇指揉法各2分钟。

6）患者仰卧位，松解股四头肌，拿捏法、拇指揉法各2分钟。

7）患者仰卧髋外展屈膝位，松解股内侧肌群，拇指揉法2分钟。

8）患者仰卧位，提拉髌骨，五指成爪状，由轻到重，再由重到轻，每次提6秒钟，放松3秒钟，共6次，以患者稍有痛感、耐受为准。

9）患者仰卧位，点按膝五穴（血海、梁丘、内膝眼、外膝眼、阳陵泉）、阿是穴，各30秒钟。

（5）踝关节扭挫伤：对单纯韧带扭伤或韧带部分撕裂者，可进行理筋。瘀肿严重者，则不宜重手法。患者平卧，术者一手托住足跟，一手握住足尖，缓缓做踝关节的背伸、跖屈及内翻，外翻动作，然后用两掌心对握内外踝，轻轻用力按压，有散肿止痛作用。并由下而上理顺经络，反复进行数遍，再按摩商丘、解溪、丘墟、昆仑、太溪、足三里等穴。

（6）腓肠肌痉挛：患者取仰卧位，令其用力背伸患脚，给腓肠肌以被动牵拉的力，解除腓肠肌的痉挛，同时，医者按压其双侧手三里穴各5分钟，以有酸胀感为度。

（7）踝管综合征：患者仰卧位。术者立于床头，双手托握足部，牵拉踝关节1分钟。然后在牵引姿势下左、右摇转踝关节各数十次，并将踝关节背伸，趾屈、内翻、外翻活动数次。

二、正骨手法

（一）正骨手法概论

《医宗金鉴·正骨心法要旨》说："夫手法者，谓以两手安置所伤之筋骨，使仍复于旧也。"正骨手法在平乐正骨学派占有重要的地位。本章详细阐述了平乐正骨筋滞骨错手法的注意事项及操作要领。

（1）适应证：中医骨伤科各类软组织损伤，如腰关节扭伤、距小腿关节扭伤、腕关节扭伤等；各部位关节脱位以及下颌关节脱位等；各部位软组织慢性劳损，如颈、腰肌劳损，关节退行性变所致的关节疼痛、功能障碍等；损伤后遗症，如骨折后关节僵直粘连等；内伤，如胸胁内伤、腰部岔气等。

（2）禁忌证：符合绝对手术指征如马尾神经综合征、神经功能缺失者。伴有重度骨质疏松、先天性脊柱发育畸形、骨折、肌肉或肌腱韧带断裂以及肿瘤、感染、结核或其他隐匿性骨病患者。有腰骶部手术史、腹部手术史或心脑血管手术史患者。各种急性传染病、急腹症。各种皮肤病患处、过分受刺激的皮肤及严重皮肤破埙处。处于妊娠期或哺乳期的女性患者。合并严重的心、脑、肝、肾和造血系统疾病者，全身情况较差者。有神经官能症、精神障碍、精神病或其他原因不能够配合治疗者。

（3）注意事项：①明确诊断，分析筋滞骨错的机制，选择有效的正骨手法；②结合临床情况，整体与局部辨证论治；③掌握复位标准；④抓住整复时机；⑤做好整复前的准备；⑥切忌使用暴力；⑦尽可能一次复位成功。

（二）正骨手法操作

1. 颈椎手法

（1）坐位手法

1）定点

①坐位旋提手法：患者坐于手法整复椅上，定位颈椎椎间孔狭窄阶段椎体棘突；用右肘关节锁定患者下颌，右手扶住患者左侧颞耳部，左手拇指定于患者椎间孔狭窄阶段椎体棘突右侧关节突处，而后右肘关节引导患者颈部被动前屈并右向旋转 20°，待前屈旋转合力至左手拇指定位棘突旁松动时，停止前屈旋转，右肘瞬间发力上提，左手下可有轻度关节突松动、张力降低感，右肘引导患者颈部回复中立位，触诊患者椎间孔狭窄阶段椎体旁颈夹肌松弛即告复位成功。

②提拉推顶手法：患者坐于手法整复椅上，定位颈曲反弓弧顶点下位椎体棘突；（以右手提拉左手推顶示例）用右肘关节锁定患者下颌，左手拇指顶于患者反弓弧顶点下位椎体棘突，而后右肘关节引导患者颈部极度被动前屈并右向旋转 45°，待前屈旋转合力至左手拇指定位棘突松动时，停止前屈旋转，右肘缓缓等力上提，待上提至极限时，左手瞬间发力向前推顶反弓弧顶点下位椎体棘突，左手下可有轻度棘突前移感，右肘引导患者颈部回复中立位，触诊反弓弧顶点棘突内凹即告复位成功。

③冯氏颈椎定点旋转手法

颈椎错缝、半脱位的复位手法

法一：患者端坐位（以患椎棘突向右偏歪为例），首先用单拇指触诊法摸清偏歪的颈椎棘突，医者左手拇指的桡侧面顶住偏歪棘突的右侧，让患者头颈部前屈 35°，再向左偏 45°，医师右手掌托扶患者左面颊及颏部。助手站在患者左侧，用左手掌压住患者右颞顶部，按复位的需要向下压头颅。施手法时医者右手掌向上用力使头颈沿矢状轴上旋 45°；与此同时左手拇指向左侧（或左前外方向）水平方向顶推偏歪棘突，可速听一响声，同时觉指下棘突向左轻移。然后，让患者头颅除中立顺压棘突和项韧带,松动两侧颈肌,手法完毕。

法二:患者端坐位,颈部自然放松,向颈部旋转受限制,主动旋至最大角度。医者一手拇指顶推高起之棘突,余四指扶住颈部;另手掌心对准下颏,五指握住下颌骨(或医者前臂掌面紧贴下颌体,手掌心抱住后枕部)。施术时抱头之手向直上牵提和向受限侧旋转头颅,与此同时另手拇指向颈前方轻微顶推棘突高隆处(若手法熟练,棘突偏歪患者用该法整复时,拇指可向对侧水平方向顶推棘突),多可速听一响声,指下棘突轻度位移,已觉对缝,嘱患者头颈部处中立位,单拇指触诊已属正常,手法完毕。适用于老年人血管硬化者,棘突偏歪较小者,椎间韧带较松弛者,颈曲明显反张或后凸畸形颈部活动明显受限者。

寰枢关节半脱位复位手法:患者端坐靠背椅上(以腰$_2$棘突向右偏为例)。医者站在患者的左侧,左手掌心托拿患者下颏部,右手掌心推扶后枕部,使头颈部维持略向前倾位(约成20°角,不宜过大,否则影响椎管的矢状径),然后再根据医者需要变换头颈的方向。

2)不定点

①颈椎掌托端提旋转手法:患者端坐位,目视前方,颈部放松。医者一手托其枕部,一手托其下颌,使患者头部前倾15°,并向左侧慢速旋转,待头部转到最大角度时,突加有限度的短促力快速旋转。施力后,无论有无听到声响,手法结束。然后采用同样的操作手法向右旋转。

②孙氏旋转手法:以向右侧旋转为例。患者坐位,医者站在患者背后,用右前臂置于患者颌下,左手托住枕部。依据触诊检查手法及患者颈椎X线所见,确定颈椎病变位置所在。根据病变部位不同,将颈椎置于不同位置。如上段病变,将头颈屈曲15°;中段病变,将颈椎置于中立位即0°;下段病变,将颈椎屈曲30°～45°(此为最大应力位置)。在此位置向上牵引,牵引力为6～10kg,时间30秒钟(可使病变椎间隙充分张开)。保持牵引力,使患者自己向右侧旋转头部至极限角度,医者感觉锁住的情况下,以腰部的旋转动作发力,合理控制旋转角度,迅速准确地完成旋转上提动作,可听到一声或多声弹响,从而完成整个手法治疗。

(2)仰卧位手法：患者仰卧于治疗床上，去枕，使颈部充分放松。医者站于患者头项部 40～50cm 处，医者一手托于患者的枕部，另一手扶下颌部，以略前屈半蹲位利用自身体重对患者颈椎进行牵引（前屈角度及生理曲度与移位颈椎的节段有关），持续 30 秒钟，然后边牵引边旋转头部至一侧，极限不加剧症状为宜，此时可听到颈椎小关节发出"咯噔"声，进行另一侧治疗，以奏调节错缝、滑利颈节之功。医者两手使颈部前突头部后仰用力牵引，该手法完成，最后教会患者垫枕仰卧平睡的方法。

(3)俯卧位手法：患者俯卧位于治疗床上，双上肢置于身体两边，以颈$_{4\sim5}$、颈$_{5\sim6}$ 为例。脸偏向一侧，医者立其头端，一手按住肩部，另一手按住头部，轻手法扳 3～4 次，斜扳度数 3°～5°，同法向相反方向行斜扳手法 3～4 次。然后嘱患者仰卧位，助手固定双肩部，医者一手托住患者下颌部，一手托住头枕部，行缓缓对抗拔伸 3～4 分钟后手法结束。间隔 3 日后再行同法治疗。2 周后行颈椎操锻炼。

2. 肩部及上肢手法

患者端坐位，一助手固定患肩，另一助手牵引患肢 3 分钟，在维持牵引下，由医者接替其用双手握患腕，行内收、前屈、上举、外展、外旋牵抖向后下放、后伸、下垂的连续手法。在手法复位过程中，于外展外旋牵抖时，术者常可听到"咯噔"的弹响声，或有骨节滑动复位的感觉，表示复位成功。在术者复位时，固定患肩的助手应将双掌心置于患肩前外方持续向后推肩部肌肉以配合术者复位。

3. 胸椎手法

(1)俯卧顿挫法：患者俯卧位，医者立于其右侧，以棘突向右侧偏歪为例。医者左手掌根部置于偏歪棘突所在胸椎右侧横突下方，右手掌根置于偏歪棘突所在胸椎左侧横突上方。嘱患者深吸气，在患者呼气末时术者两手相对快速同时用力按压，按压时左手斜向左上方用力、右手斜向右下方用力，两手相对产生旋转与按压的合力，当听到"咯嗒"声时，证明复位成功。

(2)仰卧挤压法：患者仰卧于硬板床，双臂交叉抱胸，背部尽量放松；

医者立其右侧,面对患者,医者右手四指屈曲形成半握拳,从患者左侧置于所需调整处,使患者棘突处于医者右手手指指间关节与掌根形成的凹陷中;医者左手放于患者肘尖处,且医者胸部压在其左手上,胸及左手协同向斜上方用力按压,多可闻及弹响。如需再整复他处,右手形状不变移动位置即可。

(3)坐位提拉法:医者令患者双手十指交叉紧扣于头枕部,两前臂位于肩部平行正上方,医者立于患者正后,取马步或半蹲姿势,双上肢分别从对应的患者腋下绕过,经胸前向上过肩部,双上臂贴紧患者上臂下方近腋窝处,双手十指交叉扣紧抱住颈胸椎交界处,双下肢由屈曲转为伸直,同时医者双上肢向上用力,使患者躯干上移离开座位,此时可听到弹响声和椎体移动感。每次治疗连抱3次。

(4)坐位膝顶法:患者端坐位,双手四指相扣反抱在枕后。医者站立其后,双手从患者腋下伸出,分别拉住其两肩,同时用膝关节屈曲顶住患者后突的棘突,令患者反复做屈伸腰的动作。待伸腰扩胸至最大限度时,医者突施手拉膝顶的协调动作,患处可发出关节复位声。注意膝顶的方向应朝患者的前上方。

(5)站位胸顶法:患者站立位,扎马步,双手十指交叉置于项后,叮嘱患者躯干前屈,医者站其背后,双前臂由患者腋下穿至胸前,双手反腕握住其前臂,前胸顶住病变部位,双上肢慢慢向后牵拉,使患者上身随之后移,待患者完全放松后,医者双上肢向后上方发力,同时前胸向前上方顶即可听到复位的声音。此手法要求医患之间必须配合默契,禁用暴力。

(6)孙氏胸椎小关节紊乱症手法

1)坐位旋转复位(适于有棘突偏歪者):患者体位及助手动作同脊柱旋转复位法。医者正坐患者之后(以棘突右偏为例)右手从患者胸前向左伸抓握患者左肩上方,右肘部卡住患者右肩部。左手拇指扣住偏向右侧之棘突。按需要嘱患者左前屈、右侧弯及旋转动作,待脊柱旋转力传到拇指时,左手拇指协同用力把棘突向左上方顶推,立即可感到指下椎体轻微错动,且常伴响声,示复位。其余软组织手法同腰椎后关节紊乱症。

2)坐位后伸推顶法(适于单纯后凸者):患者体位同上,医者正坐患者之后,摸清后凸棘突后,以右(左)手掌心沟顶住后凸棘突,嘱患者尽量后伸,使上身重量尽量落在医者手掌上。左(右)手从患者胸前伸过,握拿腋前壁,借患者后伸之力,向后上方提拔,待患者后伸到最大限度,右(左)手掌按关节突关节面方向推顶棘突,可有如一法同样感觉而复位。

3)卧位复位法(适于单纯后凸者):患者卧位(或加助手上下牵引),医者站在患者侧方,一手掌心沟按住患椎棘突先徐徐用力,待患者呼气之末,按关节突关节面方向向前下方瞬间用力下压,可有与二法同样复位感觉。术毕后凸棘突可平复。随着棘突的拨正,椎体的位移必然纠正,因而不仅后关节的错位可以纠正,而且肋脊关节、肋骨横突关节的错位也可同时纠正,迅速解除症状。

4. **腰椎手法**

(1)传统斜扳法:患者侧卧于治疗床上,下位下肢自然伸直,而上位下肢则呈屈髋屈膝位。医者面对患者站立,一手掌置于患者肩前部,而另一手屈肘以肘内侧放置于患者臀髂部,两手相反方向用力转动腰部,当腰部旋转至最大位、同时病变节段处于扳动的支点时,适时做一快速有控制的扳动。

(2)传统拔筋法:患者仰卧位,双下肢伸直,医者站于患者侧面,助手固定对侧骨盆,医者用臂肘部环抱患者下肢托起,行踝关节背伸及内外旋转,先健侧,后患侧,每侧 3 次。另一手虎口相对握住患者大腿前面中段,医者在托起下肢同时行牵引并直腿抬高,高度以患者可耐受为限,但不低于 50°,不高于 100°,达到固定高度后握大腿之手握卧患者足前部(如中央型突出则先症状较轻侧,后症状较重侧)。

(3)孙氏坐位旋转复位法:患者端坐方凳上(无靠背),两脚分开与肩等宽。医者正坐患者之后,以左旋型棘突向右偏歪为例。首先用双拇指触诊法查清偏歪的棘突,右手自患者右腋下伸向前,掌部压于颈后,拇指向下,余四指扶持左颈部(患者稍低头)同时嘱患者双脚踏地,臀部正坐不准移动。(助手面对患者站立,两腿夹住患者左大腿,双手压住左大腿根部,维持患者正确坐姿)左手拇指扣住偏向右侧之棘突,然后医者右手拉患者颈部使身体前屈60°~70°(或略小),继续向右侧弯(尽量>45°)。在最大侧弯位医者右上肢使其患者躯干向后内侧旋转同时,左手拇指顺向向左上顶推棘突(根据棘间隙不同,拇指可稍向上或向下),立即可察觉指下椎体轻微错动,往往伴随"喀嗒"一声。之后,医者双手拇指从上至下将棘上韧带理顺,同时松动腰肌。最后,医者一手拇指从上至下顺次压一下棘突,检查偏歪棘突是否已拨正,上下间隙是否已等宽。

右旋型棘突向左偏歪者,医者扶持患者肢体和牵引方向相反,方法相同。

急性较大的髓核突出常使患者不能卧床,站立不安,因为严重的疼痛使患者再无别的办法,非常烦躁,遇到这样的病例,可取俯卧位或趁患者暂时安静之际及时复位。患者俯卧位,两腿稍分开。医者双手拇指触诊腰部,摸清偏歪的棘突(以左旋型棘突右偏歪者为例)。站在患者的右侧,面对侧方,左臂从右(或左)大腿下面伸进,将右(或左)腿抱起过伸膝、髋,以患椎为支点旋转大腿,右手拇指借大腿摇转牵引之力,将偏向右侧的棘突拨正。棘突向左偏歪,则方向相反。其他方法同端坐复位法。

5. 骨盆手法

(1)斜扳法

1)患者骶髂关节向后半脱位(髂后上棘下移、前错):患者侧卧治疗床上,下位下肢伸直略屈髋,上位下肢屈膝屈髋。医者以一手按患者肩部向前推,另一手掌根豌豆骨按于髂后下棘。两手协调用力将脊柱扭转至弹性限制位后,按肩部之手稳住躯干上部不动,按髂后下棘之手做一突发的扳动,用力方向指向患肢股骨纵轴即可达到复位。

2)骶髂关节向前半脱位(髂后上棘上移、后错):患者仰卧位,患肢应伸膝屈髋,扳压部位改为坐骨结节处。用力方向指向患者下颌与下侧肩关节连线的中点。在操作过程中,医者用自己的大腿固定患者屈髋之大腿,以使腘绳肌紧张,增加复位动力。

3)髂骨内外旋转错位:患者仰卧位,一侧下肢屈膝屈髋,另一侧下肢伸直放于治疗床上。医者立于屈曲下肢一侧,以另一手托住小腿下端,一手按于患者之膝部,然后按照顺时针方向与逆时针方向环转摇动下肢,顺时针方向摇动称为内摇,逆时针方向摇动称为外摇。髂骨内旋用内摇法,外旋用外摇法。

(2)骶髂关节前错位手法

1)屈髋屈膝复位法之按压法:(右侧为例)患者仰卧于床沿,左下肢伸直。助手按压患者左膝上部固定健肢。医者站立于患者右侧,右手握患者右踝或小腿近端,左手扶按右膝。先屈曲右侧髋膝关节,内收外展5~6次(松解髋、臀部肌筋),再往对侧季肋部过屈右髋膝关节。趁患者不备,用力往下弹压,此时可闻关节复位响声或手下有关节复位感。手法完毕。腰骶关节强直、髋关节病损、臀肌挛缩、孕妇、骨质疏松及年老体弱患者,禁用屈髋屈膝复位法。

2)屈髋屈膝复位法之蹲压法:(右侧为例)患者体位同上,屈曲右侧髋膝关节。一助手固定患者健肢。医者站立床上,面朝患者头部,两下肢分别置于患者身体外侧,右下肢往前呈半蹲位,两手按压患膝;先缓慢内旋、外旋髋关节(松解髋、臀部肌筋)。趁患者不备,往对侧季肋部方向顿压。手法毕。适用于体型健壮的患者。年老体弱或伴髋关节病损者禁用。

(3)骶髂关节后错位手法

1)俯卧单髋过伸复位法之提按法:(左侧为例)患者俯卧于床沿,医者站立于患者左侧。医者右手托患肢膝上部,左掌根按压左侧骶髂关节。先缓缓旋转患肢5~7次(松解髋、臀部肌筋)。医者上提患者左侧大腿,过伸患肢,左手同时用力往下弹压骶髂关节,两手成相反方向扳按,此时可闻关节复位响声或手下有关节复位感。手法完毕。适用于体弱及肌肉欠发达患者。腰椎间盘突出症腰曲消失或后突者,腰椎前滑脱及骨质疏松患者,禁用单髋过伸复位法。

2)俯卧单髋过伸复位法之肘压法：(左侧为例)患者俯卧于床沿,医者站立于患者左侧,右肘(或前臂)托患肢膝上部,左肘压左侧骶髂关节,两手十指交叉。先缓缓旋转患肢 5～7 次(松解髋、臀部肌筋)。医者上提患者右下肢,过伸患肢,左肘同时用力往下弹压骶髂关节,此时可闻关节复位响声或手下有关节复位感。手法毕。适用于体弱及肌肉欠发达患者。

6. 膝部手法

(1)仰卧位屈膝提拉法：患者仰卧位,医者立于其患侧(如右侧),左臂屈肘,以前臂托住其窝为支点,右手握住小腿远端为力点。左臂用力向上牵拉,同时右手用力向下牵拉小腿,加大膝关节间隙。在牵引下做膝关节屈伸活动,听到解锁声即示解锁。未解锁可在牵引下做小腿内翻、内旋或外翻、外旋动作,听到解锁声即告成功。或在屈伸膝关节时,顺势突然用力屈曲或伸直膝关节,利用突然的活动将相嵌滑过或解除。

(2)俯卧位屈膝提拉法：患者俯卧位,屈膝 90°,医者立于患侧(如左侧),将患侧踝关节置于右肩部,术者双手环抱其左小腿上端,用力行前后推拉,或在推拉的同时做小腿内外旋转,利用关节的滑动解除交锁。

(3)仰卧位拔伸法：患者仰卧,医者以相对侧腋下夹持患肢踝上部,伸另侧足抵其患侧坐骨结节处,双手托扶患膝下,拇指相叠卡压于隆突物上。随后医者夹踝、躯体后伸牵拔关节的同时,拇指用力下压突出物,同时完成膝伸进位,可感指下之物滑入复位的弹响或弹动。

7. 足踝部手法

患者坐或卧位,一助手固定患肢中下段,医者一手握持患足跖部,另手托握足跟,先予拔伸 3 分钟,待关节筋肉充分放松后,根据"逆其创伤机制而治"的治疗原则,施行旋转屈伸等手法,缓慢而稳妥地活动踝关节,活动幅度逐渐增大,直至将踝关节跖屈或背伸至最大限度。同时,一手拇指指腹推顶踝前侧向后,或向前,或向内,或向外。若为右踝以右手拇指,若为左踝以左手拇指推顶,并使踝关节极度背伸或跖屈,这时医者手部常有复位感。外侧错缝者,使足内翻位,然后按照上述手法使其复位;内侧错缝者反之。术后可即令患者原地活动,疼痛消失或大减者即为复位满意。若仍觉不满意,可重复上述手法。

三、微创技术(小针刀)

20世纪70年代初,朱汉章根据生物力学理论,集中医针刺疗法和西医手术治疗之优点,发明了一种治疗器具,它形似针柄,但尖端有刀,治疗慢性软组织损伤和某些骨关节疾病收到很好的疗效。由于它兼有针灸针及手术刀的特点,并且在运用中巧妙地避开了针灸针的局限性及手术刀的创伤性,使用方便、简捷,因此称这种器具为小针刀。而使用小针刀治疗的方式,称为小针刀治疗法。此后,经过大量的临床应用和总结,小针刀疗法不断完善,适应范围也有一定的扩大,对于过去用传统方法治疗的某些慢性损伤性疾病,如软组织粘连、瘢痕引起的疼痛性病症的治疗获得了较好的效果。小针刀疗法安全有效、简便经济、易于推广、容易掌握,是在疼痛治疗学中的一个创新。

1. 治疗机制

(1)静态平衡与失衡:人体在静止状态时,其组织器官都有相对稳定的位置及毗邻关系,以维持各部稳定的正常力学状态和生理功能,此谓静态平衡。如这种稳定的位置及毗邻关系遭到破坏,以致不能维持这一部分的正常力学状态及生理功能,谓之静态失衡。

(2)动态平衡与失衡:人体在活动状态下其组织器官在体内都有不同的活动方向及范围,以维持人体各种活动状态下的正常力学状态和生理功能,谓之动态平衡;如果某一组织器官的正常活动方向和(或)范围受到破坏、限制,不能维持活动状态下的正常力学状态和生理功能,谓之动态失衡。

(3)失衡与新的平衡:软组织损伤或病变(炎症、退行性变)后所产生的粘连、瘢痕,使肌肉、韧带、筋膜、腱鞘、滑囊的位置和运动时的方向发生改变,运动范围受到限制,破坏了机体的动、静平衡,引起疼痛和功能障碍。小针刀疗法主要是利用小针刀剥离粘连组织、松解痉挛肌肉、切碎硬结瘢痕,使局部血循环得以改善或重新恢复,降低局部致痛物质(如缓激肽、5-羟色胺、P物质等)的含量,由于小针刀刺激穴位产生的刺激量较针灸针大,体内生成的抗痛物质增加明显,疏通经络作用强,提高局部组织的氧分压,再配以适当的功能锻炼,在新的基础上达到新的静态平衡和动态平衡。

2. 适应证和禁忌证

(1)适应证

1)顽固性痛点或痛性结节、条索:因外力损伤、累积损伤和病理所引起的软组织粘连及由此产生的痛性结节、条索或久治遗留的顽固性痛点,可用小针刀剥离粘连,缓解疼痛。

2)滑囊炎:各种急、慢性损伤后,滑囊闭锁,囊内压增高,产生胀痛、胀大的滑囊压迫周围组织亦产生疼痛。小针刀将滑囊切开数孔,起到降压疏通、消肿止痛的作用。

3)腱鞘炎:对于各种腱鞘炎或韧带挛缩引起的疼痛,应用小针刀可松解压迫、解除疼痛,尤其是狭窄性腱鞘炎、腕管综合征等,疗效更为显著。

4)痛性肌病:对于非脑源性肌紧张、肌痉挛引起的疼痛,应用小针刀可疏通剥离、解除痉挛甚至切断部分痉挛的肌纤维,以缓解疼痛、恢复和维持原有的运动功能。

5)骨化性肌炎:各部位肌肉、韧带钙化引起的疼痛和活动受限,可应用针刀将钙化块切碎,促进其慢慢吸收,以消除症状和恢复功能。

6)骨性无菌坏死:对于肱骨头或股骨头无菌坏死早期,可应用针刀穿透皮质和关节腔,达到髓内和关节腔内减压的目的,以利于缓解症状,改善关节活动范围。

7)骨刺:对于因肌肉、韧带损伤、紧张、挛缩而在其附着点引起的骨刺,可应用针刀铲削磨平,同时松解病变的肌肉、韧带。应当指出,颈、胸、腰部骨刺不宜用针刀治疗。

8）骨干骨折畸形愈合：对于畸形愈合的骨干骨折，可应用针刀将骨痂凿开，手法折断后重新固定、复位。

9）有敏感点的退行性变：某些退行性病变存在较为固定的敏感点，如膝关节炎伴滑囊炎，许多患者血海穴敏感，发挥针刀针的作用刺激血海穴，可迅速消除积液，缓解症状。

10）其他：体表有敏感点的内脏疾病，如溃疡病、心律失常等，也可用针刀治疗。

（2）禁忌证：施术局部有感染征象或肌肉坏死者。施术局部有难以避开的重要血管、神经和脏器。全身发热、感染患者。严重内脏病的发作期。有出血倾向及凝血功能障碍者。定性、定位诊断不明确者。体质虚弱、高血压、糖尿病、冠心病和晚期肿瘤患者，慎用小针刀。

3．注意事项

利用针刀的刀法治疗，应遵循手术原则。刀法治疗对病变组织进行剥离、疏通、切割、铲削和刮除，甚至穿透关节腔和髓腔。因此，严格的操作规程和适当的术前局麻和镇痛剂的应用，可以减轻患者的痛苦以利于治疗，但也不必千篇一律拘泥于此。另外，还应注意以下几点。

（1）不可损伤较大的血管和神经，腰背部不可进针太深。

（2）严格掌握禁忌证和适应证。

（3）对思想紧张和体弱患者，防止晕针休克。

（4）防止针体折断或卷刃。

（5）小针刀使用期不得超过 2 年。

（6）使用前必须检查刀刃，如有断裂，不可使用，刀刃变钝或卷刃，经处理后消毒使用。

四、药物治疗

运用中药学理论选择方药，内、外应用，是平乐正骨"筋滞骨错"理论的一种重要方法。《正体类要》序中说："肢体损于外，则气血伤于内，营卫有所不贯,脏腑有所不和。"人体是一个统一整体,各种损伤后必然使其正常的生理功能受到影响。治疗颈肩腰腿痛疾病,需从整体出发,内外兼治,方能取得较好的临床疗效。

1. 内治法

内治法即指口服药物治疗的一种方法,是通过服药使局部与整体得以兼治。中药内治法用于治疗筋伤、骨关节病,可分为汤剂、丹剂、丸剂、散剂、片剂等。临床上根据不同的病情及疾病过程中病理、生理特点,并结合患者的全身情况,辨证施治。

根据平乐正骨气血辨证理论、损伤三期辨证法。可按患者的具体情况,结合诸病的特点采用先攻后补,攻补兼施或先补后攻等。对初期损伤有癖者,宜采用攻利法,但血与气二者有着不可分割的关系,所以在治疗时必须活血与理气兼顾,常用的有行气活血法等。损伤中期,局部肿胀基本消退,疼痛渐消,但瘀未尽去,筋骨未恢复,故宜采用和法,以和营生新、续筋为主,常用的有和营止痛法、活络舒筋法等。损伤后期或慢性劳损由于气血耗损,肾气虚衰,往往出现虚象,常用的有补气养血法、补益肝肾法、补养脾胃法。除此之外,若损伤日久,复感风寒湿邪,阻遏阳气运行,宜采用温经通络法或行阳祛寒法。

(1)行气活血法:行气活血法又称行气消瘀法。气为血帅,气行则血行,气滞则血滞,气结则血瘀。同时,血不活则瘀不去,瘀血不去则新血不生。故损伤后有气滞血瘀者,宜采用行气活血法。《素问·至真要大论》曰:"结者散之。"本法适用于损伤初期气滞血瘀,局部肿痛,无里实热证或宿伤而有瘀血内结者。常用的方剂有以活血化瘀为主的复元活血汤、活血止痛汤,以行气为主的柴胡疏肝散、复元通气散,以行气与活血并重的膈下逐瘀汤、顺气活血汤等。临床可根据具体情况,或重于活血,或重于行气,或活血与行气并重。

(2)和营止痛法:损伤中期,瘀血、气滞、肿痛尚未尽除,而继续大量应用活血行气之药又恐耗伤正气,故应采用和营止痛法。方剂有和营止痛汤、定痛和血汤等。

（3）活络舒筋法：本法适用于损伤中期瘀血凝滞、筋膜粘连或兼风湿、筋络发生挛缩、强直、关节屈伸不利者。本法主要使用活血药与祛风通络舒筋药，并配伍理气药，以达到宣通气血、消除凝滞、舒筋通络目的。常用方剂有舒筋活血汤、活血舒筋汤、舒筋汤、蠲痹汤等。

（4）补养气血法：颈肩腰腿痛诸病病程长或是患者长期缺乏锻炼，使体质虚弱而出现气血亏损，所以宜采用补气养血法，使气血旺盛而濡养筋骨。补气、补血虽然各有重点，但血为气之母，气为血之帅，不能截然分开，气虚可致血虚，血虚可致气损，故临床上常补气养血并用。适用于平素气血虚弱或气血耗损较重，筋骨痿软者。常用方剂有四君子汤、四物汤、八珍汤、十全大补汤等。

（5）补益肝肾法：补益肝肾法又称强壮筋骨法。损伤后期或慢性劳损或年老体弱者常用此法。常用方剂有壮筋养血汤、左归丸、右归丸等。

（6）补养脾胃法：脾主四肢、肌肉，损伤日久耗伤正气，气血亏损加之伤后活动减少，可导致脾胃虚弱，运化失职，饮食不消，也会出现筋骨损伤修复减缓，脉象虚弱无力等。故还应采用补养脾胃，以使气血生化有源。常用方剂有参苓白术散、健脾养胃汤、归脾汤等。

（7）温经通络法：《素问·至真要大论》曰："寒者热之""劳者损之。"损伤后气血运行不畅，或因年老阳气不足，腠理空虚，风寒湿邪乘虚侵袭，经络或损伤日久失治，气血凝滞，风寒湿邪滞留。血气喜温而恶寒，寒则涩而不流，温则流行畅利。故本法使用温性、热性的祛风散寒除湿药物有时佐以调和营卫或滋补肝肾之药以求驱除留注骨节经络之风寒湿邪，使活血筋舒、关节滑利、经络通畅。常用方剂有麻桂温经汤、乌头汤、大活络丹、小活络丹等。

2. 外治法

外治法是指对筋伤局部进行治疗的方法。清代吴师机《理瀹骈文》说："外治之理，即内治之理；外治之药，即内治之药，所异者法耳。"基于平乐正骨"筋滞骨错"理论的外治药分为贴敷药、搽擦药、熏洗湿敷药与热熨药。

（1）敷贴药：平乐正骨学派应用的贴敷药主要有膏药、药膏、药散三类。

1）膏药类：主要是活血接骨止痛膏、舒筋活血祛痛膏，使用时将药物制剂直接敷贴在损伤局部，使药力发挥作用，可收到较好疗效。其功效正如吴师机所言：一是拔，二是截，凡病所结聚之处，拔之则病自出，无深入内陷之患；病所经由之处，截之则邪自断，无妄行传变之虞。

活血接骨止痛膏

主要成分：当归、血竭、乳香、没药、红花、三七、大黄、赤芍、木鳖子等22味中药。

功效与主治：活血祛瘀，消肿止痛，接骨续筋，祛风除湿。用于创伤骨折、软组织损伤、劳损性腰腿痛、颈肩痛等各种痛症。

用法与用量：膏药在火上微烤，徐徐加热，待软化展开后，贴患处，每帖5～7日。

注意事项：贴前皮肤应洗干净。若贴后皮肤起红疹，立即揭掉，用温水洗净皮肤，不可再贴。孕妇慎用。

舒筋活血祛痛膏

主要成分：当归、血竭、乳香、没药、红花、三七、大黄、赤芍、木鳖子等22味中药。

功效与主治：活血祛瘀，消肿止痛，接骨续筋，祛风除湿。适用于创伤骨折，软组织损伤，劳损性腰腿痛等症。

用法与用量：外用，贴患处，每帖1天，皮肤应洗干净。

注意事项：破损皮肤勿用，过敏体质及孕妇慎用。

2）药膏类：主要是平乐急性软伤膏、平乐筋骨痛消膏、平乐滑膜炎膏、平乐止痛膏等。将药碾成细末，然后选加蜂蜜、香油、水、鲜草药汁、酒、醋或医用凡士林等，调匀如厚糊状，涂敷伤处。

平乐急性软伤膏

主要成分：酒大黄、白芷、红花、苏木、姜黄、肉桂、醋乳香、醋没药、冰片等。

功效主治:活血祛瘀,消肿止痛。用于急性软组织损伤、腰扭伤、踝关节扭伤所引起的淤血、肿胀、疼痛等。

注意事项:皮肤有破损者禁用,孕妇慎用,皮肤过敏者慎用。

平乐筋骨痛消膏

主要成分:丹参、桃仁、醋香附、乌药、延胡索、川牛膝、桂枝、威灵仙、秦艽、白芍、生地黄、伸筋草、续断、甘草等。

功效主治:活血止痛,舒筋活络,通利关节,除痹消肿。用于慢性软组织损伤、慢性劳损性疾病、肩周炎、肌筋膜炎、风湿性关节炎、类风湿关节炎、骨与关节退行性疾病所引起的疼痛、肿胀、关节活动不利等。

注意事项:皮肤有破损者禁用,孕妇慎用,皮肤过敏者慎用。

平乐滑膜炎膏

主要成分:黄芪、秦艽、当归、续断、牡丹皮、防己、柴胡、姜黄、茜草、桑寄生、萆薢、川牛膝、甘草。

功效主治:活血通经,祛湿除痹,利水消肿。用于膝关节、髋关节、踝关节、肘关节所致的关节发软或者活动不利、关节积液、肿胀、疼痛等。

注意事项:皮肤有破损者禁用,孕妇慎用,皮肤过敏者慎用。

平乐止痛膏

主要成分:当归、三七、赤芍、黄柏、连翘、续断、花椒、辣椒等。

功效主治:活血祛瘀,通经活络,消肿止痛。用于骨与关节创伤,退行性病变,慢性劳损,骨折及其脱位,骨坏死,骨质疏松等引起的疼痛。

注意事项:皮肤有破损者禁用,孕妇慎用,皮肤过敏者慎用。

3)药散类:主要是七珠展筋散。是将药物碾成极细的粉末,收贮瓶内备用。用时采用揉药法施术于患处。

主要成分:血竭、人工麝香、人工牛黄、珍珠、乳香、没药、当归、人参、三七、琥珀等10味中药。

功效与主治:活血消肿止痛,舒筋活络,通利关节,生肌长肉。用于慢性劳损所致关节强直、屈伸不利、肌肉酸痛及腰腿痛、肩周炎等。

用法与用量:每次少许,外涂于患处,按揉至发热,每日3～5次,10

日为1个疗程。

注意事项:孕妇忌用。

(2)搽擦药:搽擦法始见于《素问·血气形志》:"经络不通,病生于不仁,治之以按摩醪药。"醪药是配合按摩而涂搽的药酒,搽擦药可直接涂搽于伤处,或在施行理筋手法时配合推擦等手法使用,或在热敷熏洗后进行自我按摩时涂搽。平乐正骨学派应用的搽擦药是平乐展筋酊。

主要成分:血竭、乳香、没药、红花、三七、冰片、樟脑、人工麝香、人工牛黄9味中药。

功效主治:活血祛瘀,舒筋止痛。用于跌打损伤、肿胀不消、劳伤宿疾等。

用法与用量:涂擦患处,按摩至发热,劳伤宿疾先行涂药热敷30分钟,然后按摩,每日2次。

注意事项:一般是直接涂擦于患部,或涂擦后加以手法按摩活筋,皮肤破损者及黏膜处禁用。

(3)熏洗渍药

1)熏洗:热敷熏洗,《仙授理伤续断秘方》中就有记述热敷熏洗的方法,古称"淋拓""淋渫""淋洗"或"淋浴",是将药物置于锅或盆中加水煮沸后熏洗患处的一种方法。先用热气熏蒸患处,待水温稍减后用药水浸洗患处。冬季气温低,可在患处加盖棉垫,以保持热度持久。每日2次,每次30~40分钟,每剂药可熏洗数次。药水因蒸发而减少时,可酌加适量水再煮沸熏洗。具有舒松关节筋络、疏导腠理、流通气血、活血止痛的作用。适用于关节强直拘挛、酸痛麻木或损伤兼夹风湿者。多用于四肢关节的损伤,腰背部也可熏洗。平乐正骨学派应用的热敷熏洗药主要是软伤外洗一号方。

主要成分:白芷、莪术、三棱、威灵仙、千年健、花椒、桃仁、透骨草、伸筋草、红花、艾叶、香加皮、海桐皮,苏木14味中草药。

功效与主治:活血行气,温经通络止痛。适用于创伤骨折后期,慢性劳损所致关节强直,屈伸不利,肌肉酸痛及劳损性腰腿痛、软组织损伤、颈肩痛等症。多用于四肢损伤后期关节僵硬,或并发风寒湿邪侵袭。

用法与用量:每次 2 袋,外用熏洗,每日 2 次,每次 0.5~1 小时。

注意事项:有出血者慎用,破损皮肤勿用,过敏体质及孕妇慎用。

2)溻渍:《外科精义》中有"其在四肢者溻渍之,其在腰腹背者淋射之,其在下部者浴渍之"的记载。多用于软组织损伤,使用方法是以净帛或新棉蘸药水,渍其患处。平乐正骨学派应用主要是溻渍方。

主要成分:海桐皮 30g,伸筋草 30g,川芎 20g,白芷 30g,透骨草 20g,鸡血藤 30g,海风藤 30g,制川乌、制草乌各 10g,苏木 20g,红花 15g,寄生 20g,羌活 30g,独活 30g,制没药 30g。

功能与主治:适用于劳损性腰腿痛、软组织损伤、颈肩痛等症。多用于四肢损伤后期关节僵硬,或并发风寒湿邪侵袭。

用法与用量:上药用 40%~60% 的酒精 2000ml 浸泡 2 周后,过滤取药液置于玻璃容器内,血竭 30g、冰片 30g 用酒精溶解后加入浸泡药液内。预热磁疗灯 10 分钟,根据治疗部位选择合适药垫,药垫在药液中浸湿外置保鲜膜在磁疗灯下预热 2 分钟,敷于患者颈项部,用磁疗灯照射 30 分钟,灯距皮肤 30cm 左右,以患者舒适为度,每日 2 次。磁疗灯灯距适宜,避免距离过近,烫伤皮肤,或距离过远影响治疗效果。

注意事项:有出血者慎用,破损皮肤勿用,过敏体质及孕妇慎用。

(4)热熨药:热熨法是一种热疗方法。《普济方·折伤门》有"凡伤折者,有轻重浅深久新之异,治法亦有服食淋熨贴熠之殊"的记载。本法选用温经祛寒、行气活血止痛的药物,加热后用布包裹,热熨患处,借助其热力作用于局部。适用于不宜外洗的腰脊躯体之新伤、陈伤。平乐正骨学派应用主要是葱姜麸皮炒热后装入布袋中热熨患处。

五、康复运动

1. 康复运动概论

康复运动是通过自身运动防治疾病、增进健康、促进肢体功能恢复的一种疗法。自古有之,称导引。它能通过肢体关节活动与全身功能锻炼对损伤部位有推动气血流通和加速祛瘀生新的作用,可改善血液与淋巴液循环,促进血肿、水肿的吸收和消散,使关节、筋络得到濡养,防止筋肉萎缩、关节僵硬、骨质疏松,有利于功能恢复。平乐正骨"筋滞骨错"理论重视康复运动疗法,现介绍如下。

(1)康复运动分类

1)按锻炼的部位分类

①局部锻炼。指导患者进行伤肢主动活动,使功能尽快恢复,防止组织粘连、关节僵硬、肌肉萎缩。如肩关节受伤,练习耸肩、上肢前后摆动、握拳等;下肢损伤,练习踝关节背伸、跖屈,以及股四头肌舒缩活动、膝关节伸屈活动等。

②全身锻炼。指导患者进行全身锻炼,可使气血运行,脏腑功能尽快恢复。全身功能锻炼不但可以防病治病,而且还能弥补方药之不及,促使患者迅速恢复劳动能力。

2)按有无辅助器械分类

①有器械锻炼。采用器械进行锻炼的目的,主要是加强伤肢力量,弥补徒手之不足,或利用其杠杆作用,或用健侧带动患侧。如用大竹管搓滚舒筋及蹬车活动锻炼下肢各关节功能,搓转胡桃或小铁球等进行手指关节锻炼,肩关节练功可用滑车拉绳。

②无器械锻炼。不应用任何器械,依靠自身机体做练功活动,方法锻炼方便,随时可用,简单有效,通常用太极拳、八段锦等。

(2)康复运动作用:康复运动治疗骨关节及软组织损伤,对提高疗效、减少后遗症有着重要的意义。各部位练功法,既有加强局部肢体关节活动的功能,又有促进全身气血运行、增强体力的功效。康复运动对损伤的防治作用可归纳为以下几点。

1)活血化瘀、消肿定痛:由于损伤后瘀血凝滞,络道不通而导致疼痛、肿胀,局部锻炼与全身锻炼有促进血液循环、活血化瘀的作用,通则不痛,可达到消肿定痛的目的。

2)濡养患肢关节筋络:损伤后期及肌筋劳损,局部气血不充,筋失所养,酸痛麻木,练功后血行通畅,化瘀生新,舒筋活络,筋络得到濡养,关节滑利,伸屈自如。

3)防治筋肉萎缩:骨折或者较严重筋伤可导致肢体废用,所以对骨折、扭伤、劳损、筋伤及不完全断裂,都应积极进行功能锻炼,使筋伤修复快,愈合坚,功能好,减轻或防止筋肉萎缩。

4)避免关节粘连和骨质疏松:关节粘连、僵硬强直及骨质疏松的原因是多方面的,但其主要的原因是患肢长期固定和缺乏活动锻炼,所以积极、合理地进行功能锻炼,可以促使气血通畅,避免关节粘连、僵硬强直和骨质疏松,是保护关节功能的有效措施。

5)扶正祛邪:局部损伤可致全身气血虚损、营卫不固和脏腑不和,风寒湿外邪乘虚侵袭。通过练功能扶正祛邪,调节机体功能,促使气血充盈,肝血肾精旺盛,筋骨劲强,关节滑利,有利于损伤和整个机体的全面恢复。

（3）康复运动注意事项

1)内容和运动强度:确定练功内容和运动强度,制定锻炼计划,首先应辨明病情,估计预后,应因人而异,因病而异,根据伤病的病理特点,在医护人员指导下选择适宜各个时期的练功方法。

2)动作要领:正确指导患者练功,是取得良好疗效的关键之一。主要将练功的目的、意义及必要性对患者进行解释,使患者乐于接受,充分发挥其主观能动性,加强其练功的信心和耐心,从而自觉地进行积极的锻炼。

①上肢:上肢练功的主要目的是恢复手的功能。凡上肢各部位损伤,均应注意手部各指间关节、指掌关节的早期练功活动,特别要保护各关节的灵活性,以防关节发生功能障碍。

②下肢:下肢练功的主要目的是恢复负重和行走功能,保持各关节的稳定性。在机体的活动中,尤其需要依靠强大而有力的臀大肌、股四头肌和小腿三头肌,才能保持正常的行走。

3)循序渐进:严格掌握循序渐进的原则,是防止加重损伤和出现偏差的重要措施。练功时动作应逐渐增加,次数由少到多,动作幅度由小到大,锻炼时间由短到长。

4)随访:定期复查不仅可以了解患者病情和功能恢复的快慢,还可随时调整练功内容和运动量,修订锻炼计划。

5)其他注意事项:练功时应思想集中,全神贯注,动作缓而慢。一般每日练功2~3次。练功过程中,对筋伤患者,可配合热敷、熏洗、涂搽外用药水、理疗等方法。练功过程中,要顺应四时气候的变化,注意保暖。

2. 各部位康复运动

(1)颈部康复运动:采用站立位。站立时两足分开,与肩同宽,两手叉腰进行深呼吸并做以下动作。

1)与颈争力:上身、腰部不动。抬头望天,颈部后伸至最大限度,吸气,还原。低头看地,尽量使下颌接近胸骨柄上缘,呼气,还原。重复动作数次至十数次。

2)左右侧屈:吸气时头向左侧屈,呼气时头部还原正中位,呼气时头向右侧屈,吸气时还原。左右交替,数次至十数次。

3)犀牛望月:头颈先向右、向上方尽量旋转,眼看右后上方(似向天空望月亮一样),深吸气,还原,呼气。头颈向左后上方旋转,眼看左后上方,吸气,还原,呼气。头颈转动时身体不必向前伸出,转动速度要慢,重复数次至十数次。

4)颈椎环转:头部做顺时针方向或逆时针方向回旋活动,顺、逆交替。本式急性损伤者慎用。重复数次至十数次。

(2)肩臂部康复运动

1)前伸后屈:采用立位,两手握拳放在腰间,用力将上肢向前上方伸直,然后用力收回。左右交替,重复数次至十数次。

2)内外旋转:采用立位,两手握拳,肘关节屈曲,前臂旋后。利用前臂来回画半圆圈动作,做肩关节旋内和旋外活动。两臂交替,重复数次至十数次。

3）上肢回环：站立位，两足分开，与肩同宽，一手叉腰，另一手握拳。整个上肢做顺、逆时针方向画圈回环，由小到大，由慢到快。左右交替，重复数次至十数次。

4）手指爬墙，两足分开站立，面向墙壁。用患侧手指沿墙壁徐徐向上做爬行动作，使上肢高举到最大限度，然后再沿墙回归到原处。重复数次至十数次。

5）弓步云手：两下肢前后分开，呈弓步站立，用健侧手托扶患肢前臂使身体的重心先后移，两上肢屈肘，前臂靠在胸前，再使身体重心移向前，同时把患肢前臂在同水平上做顺时针或逆时针方向弧形伸出，前后交替。重复数次至十数次。

6）肘部屈伸：取坐位，患肢放在桌面的枕头上，手握拳。用力徐徐屈肘、伸肘。重复十数次至数十次。

7）双手托天：两脚分开站立，两肘屈曲，两手放在腹部，手指交叉，掌心向上。反掌上举，掌心向上，同时抬头眼看手掌，还原。初起可由健肢用力帮助患臂向上举起，高度逐渐增加，以患者能忍受为度。重复数次至十数次。

8）弯肱拔刀：预备姿势：两脚开立，两臂下垂。第一步：右臂屈肘向上提起，掌心向前，提过头顶，然后向右下落，抱住颈项；左臂同时屈肘，掌心向后，自背后上提，手背贴于腰后。第二步：右掌自头顶由前下垂，右臂垂直后再屈肘，掌心向后，自背后上提于后腰部。左掌同时自背后下垂，左臂垂直后再屈肘由身前向上提起，掌心向前，提过头顶，然后向左下落，抱住颈部。右臂上托时吸气，左臂上托时呼气，手背上提时仰头向上看，足跟微提起。重复数次至十数次。

9）体后拉肩：两脚分开站立，健侧之手在身体背后，握住患手。由健手牵拉患侧手臂，一拉一推，必须将患侧关节拉动。重复十数次至数十次。

（3）腕部康复运动

1）抓空增力：取立位或坐位，两手臂前平举。将手指尽量伸展张开，然后用力屈肘握拳。左右交替进行,重复十数次至数十次。

2)拧拳反掌:两脚分开站立,两臂前平举,掌心向上。两臂同时逐渐向前内侧旋转,使掌心向下变拳,还原变掌。握拳过程要有"拧"劲。重复十数次至数十次。

3)上翘下钩:两脚分开站立,两手平伸向前,掌心向下。然后,桡腕关节做最大幅度背伸,成立掌的姿势。随后,桡腕关节做最大限度掌屈,成钩状。动作要缓慢有力,重复十数次至数十次。

4)手滚圆球:手握两个圆球,手指活动使圆球滚动或交换两球位置。

(4)腰背部康复运动

1)按摩腰眼:取坐位或立位,两手掌对搓发热后,紧按腰眼。两手同时向下推摩至腰骶部,然后再向上推回背部。按摩时用力适度,重复十数次至数十次。

2)左右回旋:两脚分开站立,两手叉腰。腰部做顺时针或逆时针方向旋转运动。动作缓慢,幅度由小到大,顺逆回旋交替进行。重复十数次至数十次。

3)转腰推碑:两脚分开站立,两臂下垂。向左转体,右手以立掌向正前方推出,手臂伸直与肩平;同时,左手握拳抽回至腰部,眼看左后方。向右转体,左手变立掌向正前方推出,右掌同时变拳抽回至腰部,眼看右后方。动作要缓慢,推掌与握拳抽回速度一致,转体时头颈与腰部同时转动。重复十数次至数十次。

4)双手攀足:两脚并立,两手置腹前。向前弯腰,手掌下按着地,还原。动作缓慢,弯腰时两膝勿弯曲,重复数次至十数次。

5)拧腰后举:两脚分开站立,两手下垂。上身下俯,两膝稍屈,右手向右上方扬起,腰随之,后旋头,随之向右上转,眼看右手,左手同时虚按右膝。上身仍下俯,两膝仍稍屈,左手向左上方扬起,腰随之,后旋头,随之向左上转,眼看左手,右手同时虚按左膝。重复数次至十数次。

6)拱桥式:取仰卧位,两手屈肘,两腿半屈膝。以头后枕部、两肘、两足五点为支撑,两掌托腰点用力将腰拱起。动作要缓慢,重复数次至十数次。

7）飞燕式：取俯卧位，头转向一侧，两上肢靠身旁伸直。头、颈、肩带动两上肢向后做背伸动作，或两腿、腰部同时做过伸动作，上身与两上肢同时背伸，还原。重复数次至十数次。

8）滚床起坐法：取仰卧位，屈髋屈膝，两臂环抱双膝。以背部为支点，双髋、双膝向前上方用力，使背部前后摇动，并利用惯性力坐起，还原。重复十数次至数十次。

9）交替支撑锻炼方法：患者跪于床面，先将左上肢向前伸直，同时将右下肢向后伸直，将左上肢、躯干、右下肢保持在同一水平面5秒钟，然后缓缓恢复跪姿；再将右上肢向前伸直，同时将左下肢向后伸直，将右上肢、躯干、左下肢保持在同一水平面5秒钟，然后缓缓恢复跪姿。到此为一个交替支撑动作。

10）改良燕飞式锻炼方法：受试者头部和胸部缓慢抬起，同时抬起四肢，将两肩胛骨、臀部、双膝部夹紧，当腰背部肌肉有酸沉感时，患者保持背伸5秒钟，然后缓慢放下头部、胸部及四肢，到此为一个完整的燕飞式动作。

（5）髋关节康复运动

1）站立位锻炼法

①扶物下蹲法：单手或双手前伸扶住固定物，身体直立，双足分开，与肩等宽，慢慢下蹲后再起立，反复进行3～5分钟。

②患肢摆动法：单手或双手前伸或侧伸扶住固定物。单脚负重而立，患肢前屈、后伸、内收、外展摆动3～5分钟。

③内外旋转法：手扶固定物，单脚略向前外伸，足跟着地，做内旋和外旋运动3～5分钟。

2）坐位锻炼法

①屈髋法：患者正坐于床边或椅子上，双下肢自然分开，患肢反复做屈髋屈膝运动3～5分钟。

②抱膝法：患者正坐床边、沙发、椅子上，双下肢自然分开，双手叉指

合掌抱住胫骨近端前方,反复屈肘后拉与主动屈髋运动相配合,加大屈髋力量及幅度,活动3～5分钟。

③开合法:患者正坐于椅、凳上,髋膝踝关节各成90°,双足并拢,以双足间为轴心,做双膝外展、内收运动3～5分钟,以外展为主。

④分合法:患者坐于凳边,髋膝踝关节各成90°,以足尖、脚跟交替为轴旋转外移至最大限度,然后以足跟为轴心,双膝内收外展活动3～5分钟。

⑤蹬车活动法:患者稳坐于特制自行车运动器械上(功能锻炼车),如蹬自行车行驶一样,活动10～20分钟,速度逐渐加快。

3)卧位锻炼法

①蹬空屈伸法:患者仰卧位,双手置于体侧,双下肢交替屈髋屈膝,使小腿悬于空中,像蹬自行车行驶一样的运动5～10分钟,以屈曲髋关节为主,幅度、次数逐渐增加。

②抱膝法:患者仰卧位,伤肢屈髋、屈膝,双手叉指合掌抱住胫骨近端前方,反复屈肘向上拉与主动屈髋运动相结合,加大屈髋力量及幅度,持续活动3～5分钟,次数、幅度逐渐增加。

③屈髋分合法:患者仰卧位,足不离床面,尽量屈膝屈髋,双手置于胸前。用双足跟交替为轴,旋转外移至最大限度立稳,然后以双足为轴心,双膝做内收、外展、内旋、外旋活动5～10分钟以外展为主,幅度逐渐增加。

④内外旋转法:患者仰卧位,双下肢伸直,双足与肩等宽,双手置于体侧,以双足跟为轴心、取足尖及下肢做内旋、外旋活动5～10分钟,以功能受限严重一侧为主。

⑤屈髋开合法:患者仰卧位,屈髋、屈膝,双足并拢踩在床上,以双足下部为轴心,做双膝内收、外展活动5～10分钟,以关节功能受限严重侧为主,幅度、次数逐渐增加。

⑥开合法:患者取俯卧位,双膝与肩等宽,下肢伸直,双手置于胸前上方,然后屈膝90°,以双膝前部为轴心,做小腿内收、外展活动5～10分

钟,以关节功能严重受限一侧为主,幅度、次数逐渐增加。

⑦后伸法:患者俯卧位,双下肢伸直,双手置体侧,患肢后伸活动5~10分钟,幅度、次数逐渐增加。

(6)膝关节康复运动

1)伸膝锻炼:患者坐于床边或椅子上,将双足平放于地板上,尽量伸直一侧膝关节,并保持伸直位到有酸胀感,再慢慢屈曲膝关节,两腿交替进行,反复5~10次。并用毛巾环绕同侧踝部,逐渐向臀部尽力牵拉小腿持续1~2分钟,两腿交替进行,反复5~10次。

2)屈膝锻炼:患者俯卧位,双下肢平放于床上,将一侧膝关节屈曲尽力靠向臀部,并保持屈曲位到有酸胀感,再慢慢伸直膝关节,两腿交替进行,反复5~10次。

3)腘绳肌锻炼:患者仰卧,双下肢平放,将一侧膝关节屈曲尽量贴向胸部,并用手固定大腿,然后逐渐伸直膝关节,当有酸胀感时屈曲膝关节,再慢慢放平。两腿交替进行,反复5~10次。

4)股四头肌锻炼:患者取坐或仰卧位,下肢垂直于床沿下,患腿做上、下抬腿运动(可将一定重量放在小腿上),重复10~20次。

(7)踝关节康复运动

1)肌力练习

①抗阻"勾脚":患者坐床上,腿伸直,皮筋一端固定于床头等处,另一端套在脚尖上,抗橡皮筋阻力完成"勾脚"动作。于最高位置保持一定时间或完成动作为1次。此练习主要加强踝关节背屈肌肌力,锻炼胫骨前肌,提高踝关节控制能力及前后向稳定性。

②抗阻"绷脚":患者坐床上,腿伸直,皮筋一端握手中固定,另一端套在脚尖上,抗橡皮筋阻力完成"绷脚"动作,即脚尖用力向下踩。于最高位置保持一定时间或完成动作为1次。此练习主要加强踝关节跖屈肌肌力,锻炼小腿三头肌,提高踝关节蹬踏力量,控制能力及前后向稳定性。

③抗阻踝内翻:患者可固定皮筋一端练习,也可自行练习。即坐床

上,腿伸出,膝关节下垫枕头,使腿保持稍屈曲的姿势。双腿交叉,右脚在左侧、左脚在右侧。将皮筋打结成一圆环套在脚尖处,抗橡皮筋阻力,右脚向左侧左脚向右侧用力分开脚尖。于最高位置保持一定时间或完成动作为1次。此练习主要加强踝关节内翻肌力,锻炼胫后肌,提高踝关节控制能力及左右侧向稳定性。

④抗阻踝外翻:患者坐床上,腿伸出,膝关节下垫枕头,使腿保持稍屈曲的姿势。将皮筋打结成一圆环套在脚尖处;抗橡皮筋阻力用力分开脚尖。于最高位置保持一定时间或完成动作为1次。此练习主要加强踝关节外翻肌力,锻炼外侧腓骨长短肌,提高踝关节控制能力及左右侧向稳定性。

⑤坐位垂腿"勾脚":患者坐床边,双小腿自然下垂于床外(床必须足够高,使练习中脚跟及重物不能着地),将沙袋等重物,抗重物阻力完成"勾脚"动作。于最高位置保持一定时间或完成动作为1次。此练习主要加强踝关节背屈肌肌力,锻炼胫骨前肌,提高踝关节控制能力及前后向稳定性。

⑥提踵练习:患者用脚尖站立,包括双足分立与肩同宽,足尖正向前;"外八字"站立;"内八字"站立3种姿势,以练习不同肌肉及肌肉的不同部分。于最高位置保持一定时间或完成动作为1次。此练习主要加强踝关节跖屈肌肌力,锻炼小腿三头肌不同部位,提高踝关节蹬踏力量、控制能力及前后向稳定性。

2)踝关节活动度练习

①主动踝关节屈伸:患者坐床上,腿伸直,缓慢、用力、最大限度地绷脚尖和勾脚尖,一般在极限处保持10~20秒钟,10次为1组。

②主动踝关节内外翻:患者坐床上,腿伸出,膝关节下垫枕头,使腿保持稍屈曲的姿势。缓慢、用力、最大限度地使脚尖向内外分别运动,一般在极限处保持10~20秒钟,10次为1组。

③床边悬吊踝跖屈:患者坐床上,腿伸出,踝关节以下空出床边外,取沙袋等重物挂在脚尖处。肌肉完全放松自然下垂。练习中踝关节周

围肌肉关节囊的牵拉感及轻微疼痛为正常,不可收缩肌肉对抗,应完全放松,否则将会无效。练习所采用负荷的重量不宜过大,应敢于放松,持续 15~20 分钟,以有明显牵拉感为宜。练习过程中不得中途休息,否则将影响效果。一般每日 1~2 次。

④坐位踝内翻:患者坐于椅子上,双腿自然放于地面。用脚的外侧面着地,逐渐增加向下踩踏的力量,逐渐加大踝关节内翻的角度。至踝关节周围肌肉关节囊的牵拉感及轻微疼痛处保持 5 分钟左右。不可收缩肌肉对抗,应完全放松,否则将会无效。注意绝对不可使用暴力,否则极易造成韧带损伤。

⑤保护下全蹲:患者手扶物体保护下全蹲,身体正直,足跟不离开地面,尽可能使臀部接触足跟。至踝关节周围肌肉关节囊的牵拉感及轻微疼痛处保持 5 分钟左右。不可收缩肌肉对抗,应完全放松,否则将会无效。注意绝对不可使用暴力,否则极易造成韧带损伤。

3)功能性锻炼

①提踵行走:即用脚尖行走。此练习主要加强踝关节跖屈肌肌力,锻炼小腿三头肌,尤其提高踝关节蹬踏力量,强化踝关节控制能力及稳定性。

②立位"勾脚":患者双足分开与肩同宽,正直站立。用力勾起脚尖,用足跟站立。勾脚的同时保持身体的平衡和稳定。此练习主要加强踝关节背屈肌肌力,锻炼胫骨前肌,尤其强化踝关节控制能力及稳定性。

③单腿蹲起:患侧单腿站立,上体正直,缓慢下蹲至屈曲 45°处,再缓慢蹬直至完全伸直。要求缓慢、用力、有控制(不摇晃)。一般为 20~30次/组,组间间隔 30 秒钟,每日 2~4 组。此练习主要强化踝关节控制能力及稳定性。

3. 传统体育康复运动

我国传统体育康复运动被养生家和体育史学家称之为导引。导,指宣导气血;引,指伸展肢体。它主要是以肢体自身的主动运动,配合呼吸运动或自我按摩而进行的锻炼。它以中医基础理论为指导思想,强调养生保健和治未病理念,将传统体育康复运动作为锻炼、康复的方法,从而达到强身健体、祛疾防病、延年益寿的目的。平乐正骨学派也重视传统体育康复运动,除八段锦、太极拳、洗髓易筋经、五禽戏外,还自编舒筋养骨操。

(1)八段锦:八段锦系南宋初年创编,有坐八段锦、立八段锦之分,北八段锦与南八段锦,文八段锦与武八段锦,少林八段锦与太极八段锦之别。清光绪年间逐渐定型出七字诀:"双手托天理三焦,左右开弓似射雕。调理脾胃须单举,五劳七伤向后瞧。摇头摆尾去心火,两手攀足固肾腰,攒拳怒目增力气,背后七颠百病消。"此歌诀概括了此功基本动作要领和作用。常习此功,可柔筋健骨,养气壮力,行气活血,调理脏腑。

1)练习方法

①双手托天理三焦:自然站立,两脚平开,与肩同宽,含胸收腹,腰脊放松。正头平视,口齿轻闭,宁神调息,气沉丹田。双手自体侧缓缓举至头顶,转掌心向上,用力向上托举,足跟亦随双手的托举而起落。托举6次后,双手转掌心朝下,沿体前缓缓按至小腹,还原。

②左右开弓似射雕:自然站立,左脚向左侧横开一步,身体下蹲成骑马步,双手虚握于两髋之外侧,随后自胸前向上画弧提于与乳平高处。右手向右拉至与右乳平高,与乳距约两拳许,意如拉紧弓弦,开弓如满月;左手捏箭诀,向左侧伸出,顺势转头向左,视线通过左手食指凝视远方,意如弓箭在手,待机而射。稍作停顿后,随即将身体上起,顺势将两手向下画弧收回胸前,并同时收回左腿,还原成自然站立。此为左式,右式反之。左右调换练习6次。

③调理脾胃须单举:自然站立,左手缓缓自体侧上举至头,翻转掌心向上,并向左外方用力举托,同时右手下按附应。举按数次后,左手沿体前缓缓下落,还原至体侧。右手举按动作同左手,惟方向相反。

④五劳七伤往后瞧:自然站立,双脚与肩同宽,双手自然下垂,宁神调息,气沉丹田。头部微微向左转动,两眼目视左后方,稍停顿后缓缓转正,再缓缓转向右侧,目视右后方稍停顿,转正。如此6次。

⑤摇头摆尾去心火：两脚横开，双膝下蹲呈"骑马步"。上体正下，稍向前探，两目平视，双手反按在膝盖上，双肘外撑。以腰为轴，头脊要正，将躯干画弧摇转至左前方，左臂弯曲，右臂绷直，肘臂外撑，臀部向右下方撑劲，目视右脚尖；稍停顿后，随即向相反方向，画弧摇至右前方。反复6次。

⑥两手攀足固肾腰：松静站立，两脚平开，与肩同宽。两臂平举自体侧缓缓抬起至头顶上方，转掌心朝上，向上做托举动作。稍停顿，两腿绷直，以腰为轴，身体前俯，双手顺势攀足，稍作停顿，将身体缓缓直起，双手右势起于头顶之上，两臂伸直，掌心向前，再自身体两侧缓缓下落于体侧。

⑦攒拳怒目增力气：两脚横开，两膝下蹲呈"骑马步"。双手握拳，拳眼向下。顺势头稍向左转，两眼通过左拳凝视远方，右拳同时后拉。与左拳出击形成一种"争力"。随后，收回左拳，击出右拳，要领同前。反复6次。

⑧背后七颠百病消：两足并拢，两腿直立，身体放松，两手臂自然下垂，手指并拢，掌指向前。随后双手平掌下按，顺势将两脚跟向上提起，稍作停顿，将两脚跟下落着地。反复练习6次。

2）康复作用及临床应用

①双手托天理三焦：舒胸顺气，调理脏腑，固精补肾，强壮筋骨，解除疲劳，滑利关节（尤其对上肢及腰背）等。

②左右开弓似射雕：宽胸理气，行气活血。通过扩胸伸臂可增强胸肋部和肩臂部肌力，加强呼吸和血液循环，缓解疲劳，有助于纠正书写等姿势不正确造成的病态。

③调理脾胃须单举：健脾益气，调理脾胃。有助于促进胃肠蠕动，增强脾胃功能，防治胃肠病。

④五劳七伤向后瞧：健脑安神，消除疲劳，活血行气。调整脏腑功能，防治颈肩酸痛。

⑤摇头摆尾去心火：强身健身。对颈、腰椎关节进行锻炼。

⑥两手攀足固肾腰:增强腰部及下腹的力量,补肾壮阳,强腰健肾。但颈椎病、高血压病、动脉硬化患者,头不宜垂得太低。

⑦攒拳怒目增气力:激发经气,调理全身气机,促进气血运行,增强全身筋骨和肌肉的功能。

⑧背后七颠百病消:疏通背部经络,舒畅气血,调整脏腑功能。

(2)太极拳:太极拳的立体螺旋运动模式与现代康复学中 Bobath 技术、PNF 技术等训练中某些运动形式十分相似。其种类繁多,流传较为广泛、特点较为显著的有陈氏太极拳、杨氏太极拳、吴氏太极拳、武氏太极拳、孙氏太极拳五派。近年来,国家为方便群众练习,综合上述各派特点,先后创编 24 式简化太极拳、48 式简化太极拳、32 式简化太极拳。针对不宜练习复杂、过长套路的患者、老年人,创编了定式太极拳及各种站桩练习法。以上套路及动作较为普及,在此不做详细介绍。

1)太极拳的运动方式:太极拳由练身、练意、练气三者结合而成,是一种"周身一家""劲走螺旋"的整体立体化运动。螺旋或对角线型运动可以增加对运动神经元的刺激,提高其兴奋。意念运用与现代康复理念强调有意注意不谋而合。太极拳特别注重腰的训练,要求以腰为主宰,以身带臂。

2)太极拳的内劲训练:太极拳要求在特定的意识支配下,使身体各个部分的活动达到高度协调,产生整体的"内劲"。这对缓解慢性颈肩腰腿痛患者肌肉软组织僵硬有极大的益处。

(3)洗髓易筋经:洗髓易筋经,西竺达摩祖师所创。内练洗髓,外练易筋,为内外兼修,动静结合之气功强身法。内练为内功,养精气神;外练为外功,壮筋骨皮。

1)练习方法:所谓内功、外功实不可分,练习外功时,必须配合内练行气之法。外功分十二势,每势都要力贯全臂,精神内守,默数呼吸。吸气时,暗示有气从丹田而起,以意领气缓缓上升至胸,直上咽喉。然后呼气,自觉此气由咽喉经胸腹降至下丹田,如此一呼一吸为一个字,每势可练 6～16 个字,即 6～16 次呼吸。呼吸要均匀,细缓无声最妙,犹如抽丝一般。切不可用力鼓腹憋气,否则不但无益,且易出偏。姿势摆正后,必须灌劲于手臂,意想气贯两手,否则效验不显。手臂虽用力,但却要平心静气地运气。易筋经十二势传播最广,现介绍如下。

第一势:韦驮献杵

两臂曲肘,徐徐平举至胸前成抱球势,屈腕立掌,指头向上,掌心相对(10cm 左右距离)。此动作要求肩、肘、腕在同一平面上,合呼吸酌情做 6～16 次。诀曰:立身期正直,环拱手当胸,气定神皆敛,心澄貌亦恭。

第二势:横担降魔杵

两脚分开,与肩同宽,脚掌踏实,两膝微松。两手自胸前徐徐外展,至两侧平举。立掌,掌心向外。两目前视。吸气时胸部扩张,臂向后挺;呼气时,指尖内翘,掌向外撑。反复进行 6～16 次。诀曰:足趾柱地,两手平开,心平气静,目瞪口呆。

第三势:掌托天门

两脚开立,脚尖着地,脚跟提起;双手上举高过头顶,掌心向上,两中指相距 3 厘米。沉肩曲肘,仰头,目观掌背。舌舐上腭,鼻息调匀。吸气时,两手用暗劲尽力上托,两腿同时用力下蹬;呼气时,全身放松,两掌向前下翻。收势时,两掌变拳,拳背向前,上肢用力将两拳缓缓收至腰部,拳心向上,脚跟着地。反复 6～16 次。诀曰:掌托天门目上视,足尖着地立身端。力周骸胁浑如植,咬紧牙关莫放宽。舌下生津将腭舐,鼻中调息觉心安。两拳缓缓收回处,用力还将挟重看。

第四势:摘星换斗

右脚稍向右前方移步,与左脚形成斜八字,随势向左微侧。屈膝,提右脚跟,身向下沉,右虚步。右手高举伸直,掌心向下,头微右斜,双目仰视右手心。左臂曲肘,自然置于背后。吸气时,头往上顶,双肩后挺。呼气时,全身放松,再左右两侧交换姿势锻炼。连续 6～16 次。诀曰:只手擎天掌复头,更从求内注双眸。鼻吸口呼频调息,两手轮回左右侔。

第五势:倒拽九牛尾

右脚前跨一步,屈膝成右弓步。右手握拳,举至前上方,双目观拳。

左手握拳;左臂屈肘,斜垂于背后。吸气时,两拳紧握内收,右拳收至右肩,左拳垂至背后。呼气时,两拳两臂放松还原为本势预备动作。再身体后转,成左弓步,左右手交替进行。随呼吸反复 6～16 次。诀曰:两腿前弓后箭,小腹运气空松;用意存于两膀,擒拿内视注双瞳。

第六势:出爪亮翅

两脚开立,两臂前平举,立掌,掌心向前,十指用力分开,虎口相对,两眼怒目平视前方,随势脚跟提起,以两脚尖支持体重。再两掌缓缓分开,上肢成一字样平举,立掌,掌心向外,随势脚跟着地。吸气时,两掌用暗劲伸探,手指向后翘。呼气时,臂掌放松。连续 8～12 次。诀曰:挺身兼怒目,推窗望月来;排山还海夕,随意七徘徊。

第七势:九鬼拔马刀

脚尖相衔,脚跟分离成八字形。两臂向前成叉掌立于胸前。左手屈肘经下往后,成勾手置于身后,指尖向上。右手由肩上屈肘后伸,拉住左手指,使右手成抱颈状。脚趾抓地,身体前倾,如拔刀一样。吸气时,双手用力拉紧,呼气时放松。左右交换。反复 6～16 次。诀曰:侧首屈肱,抱头拔耳;右腋开阳,左阴闭死;右撼昆仑,左贴胛膂;左右轮回,直身攀举。

第八势:三盘落地

左脚向左横跨一步,屈膝下蹲呈马步。上体挺直,两手叉腰,再屈肘翻掌向上,小臂平举如托重物状。稍停片刻,两手翻掌向下,小臂伸直放松,如放下重物状。动作随呼吸进行,吸气时,如托物状。呼气时,如放物状,反复 6～16 次。收功时,两脚徐徐伸直,左脚收回,两足并拢,成直立状。诀曰:上腭抵舌尖,张眸又咬牙;开裆骑马式,双手按兼拿;两掌翻阳起,千斤仿佛加;口呼鼻吸气,蹲足莫稍斜。

第九势:青龙探爪

两脚开立,两手成仰拳护腰。右手向左前方伸探,五指捏成勾手,上体左转。腰部自左至右转动,右手亦随之自左至右水平划圈,手划至前上方时,上体前倾,同时呼气。划至身体左侧时,上体伸直,同时吸气。

左右交换,动作相反。连续 6～16 次。诀曰:青龙探爪,左从右出;左掌纠行,蜷傍胁部;右爪乘风,云门左露;气周肩背,扭腰转腹;调息微嘘,龙降虎伏。

第十势:卧虎扑食

右脚向右跨一大步,屈右膝下蹲,成右弓左扑腿势。上体前倾,双手撑地,头微抬起,目注前下方。吸气时,同时两臂伸直,上体抬高并尽量前探,重心前移。呼气时,同时屈肘,胸部下落,上体后收,重心后移,蓄势待发。如此反复,随呼吸而两臂屈伸,上体起伏,前探后收,如猛虎扑食。动作连续 6～16 次后,换左弓右扑脚势进行,动作如前。诀曰:两足分蹲身似倾,左弓右箭腿相更;昂头胸作探前势,翘尾朝天掉换行;呼吸调匀均出入,指尖着地赖支撑;还将腰背偃低下,顺势收身复立平。

第十一势:打躬击鼓

两脚开立,脚尖内扣。双手仰掌缓缓向左右而上,用力合抱头后部,手指弹敲小脑后片刻。配合呼吸做屈体动作;吸气时,身体挺直,目向前视,头如顶物;呼气时,直膝俯身弯腰,两手用力使头探于膝间作打躬状,勿使脚跟离地。根据体力反复 6～16 次。诀曰:两掌持后脑,躬腰至膝前;头垂探胯下,口紧咬牙关;舌尖微抵腭,两肘对平弯;掩耳鸣天鼓,八音奏管弦。

第十二势:掉尾摇头

两腿开立,双手仰掌由胸前徐徐上举至头顶,目视掌而移,身立正直,勿挺胸凸腹;十指交叉,旋腕反掌上托,掌以向上,仰身,腰向后弯,目上视;然后上体前屈,双臂下垂,推掌至地,昂首瞪目。呼气时,屈体下弯,脚跟稍微离地;吸气时,上身立起,脚跟着地;如此反复 21 次。收功:直立,两臂左右侧举,屈伸 7 次。诀曰:膝直膀伸,推手及地;瞪目摇头,凝神一志;起起顿足,伸肱直臂;左右伸肱,七次,功课完毕;祛病延年,无上三昧。

2)临床应用:易筋经内练精气神,外练筋骨皮,老弱病残皆可练习。

但要量力而行,循序渐进,持之以恒,一般 3～6 个月收效,能改善饮食,促进睡眠,强筋健骨。颈、腰椎患者,着重练习三、四、六、七、九、十、十一势。可改善脊柱及关节功能,加强肌肉软组织的保护支撑作用,增强韧带的柔韧和弹性。

(4)五禽戏:五禽戏,又称五禽操、五禽气功、百步汗戏。五禽戏最早记录于南北朝陶弘景的《养性延命录》,东汉医家华佗将其整理总结。它通过模仿动物的动作和神态达到强身防病的目的,是一种外动内静、动中求静、动静结合、刚柔并济、内外兼修的仿生功法。

1)练习方法:五禽戏由熊戏、虎戏、猿戏、鹿戏、鸟戏等 5 个动作组成,每个动作都是左右对称地各做 1 次,并配合气息调理。

①熊戏:身体自然站立,两脚平行分开,与肩同宽,双臂自然下垂,两眼平视前方。先右腿屈膝,身体微向右转,同时右肩向前下晃动、右臂亦随之下沉,左肩则向外舒展,左臂微屈上提。然后左腿屈膝,其余动作与上左右相反。如此反复晃动,次数不限。

②虎戏:脚后跟靠拢成立正姿势,两臂自然下垂,两眼平视前方。

左式:两腿屈膝下蹲,重心移至右腿,左脚虚步,脚掌点地,靠于右脚内踝处,同时两掌握拳提至腰两侧,拳心向上,眼看左前方。左脚向左前方斜进一步,右脚随之跟进半步,重心坐于右腿,左脚掌虚步点地,同时两拳沿胸部上抬,拳心向后,抬至口前两拳相对翻转变掌向前按出,高与胸齐,掌心向前,两掌虎口相对,眼看左手。

右式:左脚向前迈出半步,右脚随之跟至左脚内踝处,重心坐于左腿,右脚掌虚步点地,两腿屈膝,同时两掌变拳撤至腰两侧,拳心向上,眼看右前方。与左式同,惟左右相反。如此反复左右虎扑,次数不限。

③猿戏:脚跟靠拢成立正姿势,两臂自然下垂,两眼平视前方。

左式:两腿屈膝,左脚向前轻灵迈出,同时左手沿胸前至口平处向前如取物样探出,将达终点时,手掌撮拢成钩手,手腕自然下垂。右脚向前轻灵迈出,左脚随至右脚内踝处,脚掌虚步点地,同时右手沿胸前至口平处时向前如取物样探出,将达终点时,手掌撮拢成钩手,左手同时收至左肋下。左脚向后退步,右脚随之退至左脚内踝处,脚掌虚步点地,同时左手沿胸前至口平处向前如取物样探出,最终成为钩手,右手同时收回至右肋下。

右式:动作与左式相同,惟左右相反。

④鹿戏:身体自然直立,两臂自然下垂,两眼平视前方。

左式:右腿屈膝,身体后坐,左腿前伸,左膝微屈,左脚虚踏;左手前伸,左臂微屈,左手掌心向右,右手置于左肘内侧,右手掌心向左。两臂在身前同时逆时针方向旋转,左手绕环较右手大些,同时要注意腰胯、尾骶部的逆时针方向旋转,久而久之,过渡到以腰胯、尾骶部的旋转带动两臂的旋转。

右式:动作与左式相同,惟方向左右相反,绕环旋转方向亦有顺逆不同。

⑤鸟戏:两脚平行站立,两臂自然下垂,两眼平视前方。

左式:左脚向前迈进一步,右脚随之跟进半步,脚尖虚点地,同时两臂慢慢从身前抬起,掌心向上,与肩平时两臂向左右侧方举起,随之深吸气。右脚前进与左脚相并,两臂自侧方下落,掌心向下,同时下蹲,两臂在膝下相交,掌心向上,随之深呼气。

右式:同左式,惟左右相反。

2)临床应用:五禽戏舒展腰肢关节,壮腰健肾,疏肝健脾,补益心肺,从而达到祛病延年的目的。根据中医五脏学说,虎戏主肝,疏肝理气,舒筋活络;鹿戏主肾,益气补肾,壮腰健骨;熊戏主脾,调理脾胃,充实两肢;猿戏主心,养心补脑,开窍益智;鸟戏主肺,补肺宽胸,调畅气机。五脏相辅相成,练习任何一戏,均能主治本脏而兼顾他脏,以祛病强身,益寿延年。

(5)正骨舒筋养骨操:舒筋养骨操是河南省洛阳正骨医院河南省骨科医院依据骨伤康复功能锻炼方法,结合体育健身动作,为大众编排的一套养生操,此操共分九节,约5分钟。

第一节:十字转项,后仰观天

要领:双眼平视前方,双臂自然下垂,置于大腿外侧,双脚跟并拢,足尖朝前,微微分开一拳宽。

左手背后,右手从左肩起势,手心朝上,从胸前划至右臂侧方平举,始终眼和头随手动。右臂侧方平举时,左臂从身侧上举,至左侧平举时,双臂同时从身侧继续上举至头顶上方,双手合十,头向后仰。双手交叉从头顶上方沿面前向下,向下至双臂伸直。

功用:主要锻炼颈部肌肉和关节,有利于颈椎屈、伸、侧、旋各方向的关节活动。

第二节:腕指屈伸,肘部旋转

要领:双臂从左、上、右、下、左上环绕一圈,呈左臂伸直、右臂弯曲,手心朝上;同时左脚旁开一小步,右脚迈向左后方。右臂抬起,与左臂平行,手心朝下,从左上经胸前划至右下方,呈右臂伸直、左臂弯曲;同时右脚向左迈一步,左脚迈向右后方,回正。反方向再做一遍。

站直,双手握拳,双臂屈曲,竖直平行于胸前,两拳之间间隔一拳的距离。右膝稍屈曲,左膝伸直,提跨,左前臂以肘为支点,由内向前旋前伸直,与肩同高,拳心朝下。左膝稍屈曲,右膝伸直,提跨,右前臂以肘为支点,由内向前旋前伸直,与肩同高,拳心朝下。右膝稍屈曲,左膝伸直,提跨,左前臂以肘为支点,由内向左旋,与肩同高,拳心朝下;左膝同之。

功用:主要锻炼肘关节、腕关节及指间关节的屈伸功能和灵活度。

第三节:肩部环绕,后腿飞燕

要领:双腿直立,双臂屈曲,双手尖置于肩部,双臂以肩关节为支点,由前、上、后、下做旋转,双臂朝上时,双腿直立,双臂朝下时,双膝屈曲。反复做两遍。

功用:主要锻炼肩关节环绕、内收、外展、上提的功能。

第四节:吸腿射燕,蹬空起腿

要领:踮脚尖,双臂从身侧上举,手心朝下,至头顶上方时手背相对;随即下蹲,双上臂从头顶上方有身侧向下,如蝴蝶扇动翅膀状。

由下蹲姿势向上逐渐吸腿、起腿,下蹲一次,向上一次,每次下蹲幅度小于向上幅度,反复四遍;同时双臂由身侧逐次向头顶上方上举,手腕前后翻转。

功用:主要锻炼髋关节、膝关节的活动度及股四头肌的肌力,提高肢体的协调性。

第五节:左右侧屈,转动髋部

要领:向左侧抬左臂,手心朝下,放下;向右侧抬右臂,手心朝下,放下;双臂平行向左、右前方平举,双臂朝下,放下。左脚向左迈一步点地,上半身向左倾斜,左臂向前平举。左脚落地,双臂向两侧平举,弯曲,两手虎口放在腰两侧,晃动髋部。回正。相反方向再做一遍。

双腿并拢,双臂从身侧划至头顶上方,双手合十,从面前划至左腰出,双臂平行抬起,手心朝上,从胸前划至右后方。相反方向再做一遍。

踮脚尖,双臂由前向后划圆。左腿伸直,右腿弯曲,屈膝于左膝后方,双臂交叉于胸前,左臂向左平举,右臂贴耳。双臂交叉于胸前,左臂向左平举,右臂贴耳。回正。右腿伸直,左腿弯曲,屈膝于右膝后方,双臂交叉于胸前,右臂向右平举,左臂贴耳。双臂交叉于胸前,右臂向左平举,左臂贴耳。回正。

双臂平行平举,手心朝上,从右经胸前划至左侧;同时双膝稍屈曲。反复做四次。

功用:主要锻炼腰背肌的肌力,改善腰椎侧曲和髋关节的旋转功能。

第六节:左右体转,前俯近地

要领:双腿并拢,屈曲,弓背,双臂屈曲抱肩,左臂在上右臂在下,低头。直立,同时双臂平举向外打开,头抬起,手心朝后。做两组。

双腿并拢,屈曲,双臂向前平举,手心朝下,弓背,低头。直立,双臂自然垂于身体两侧。做两组。

双臂向两侧平举,与肩同高,手心朝下,左腿向后抬起。左腿放下,双腿并拢,屈曲,弓背,低头,双臂放下,在胸前交叉,直立,抬头,双臂于头顶上方呈 V 字形,同时右腿向后抬起。回正。

双脚踮地,双臂上举至头顶上方,手心翻转向上。然后上半身带动双臂前倾。直立上半身,在前倾上半身,双臂交叉,反复做五次。第五次时,双手交叉,直立上半身,双手抬起,翻转于头顶上方。双手从头项上方从面前划至左腰部,向左侧弯腰,使双手划至左足外侧。抬臂起身,身体转向右侧,双手划至右腰部,向右弯腰,使双手划至右足外侧。抬臂起身。回正。

功用:主要改善腰椎旋转和前屈活动。

第七节:腰部弹动,侧向拉伸

要领:双臂弯曲,在胸前交叉,然后伸直分开,右臂贴耳,左臂平举,左腿向后抬起。双臂弯曲,在胸前交叉,然后伸直分开,左臂贴耳,右臂平举,左腿弯曲,置于右膝后方,头转向右下方。左腿伸直,向左点地,双臂弯曲,交叉于胸前。双腿弯曲,直立时左腿向前伸,同时双臂从身侧由前向上抬起。然后左腿落下,脚后跟着地,右腿屈曲,身体前倾,双臂向前打开,手心朝上。左腿抬起,足背曲,左臂弯曲,前臂平行于胸前,右臂伸直贴于右耳。回正。反方向做一遍。

功用:主要拉伸、放松腰部肌肉,增加腰部活动度。

第八节:半蹲望月,膝部旋转

要领:左脚向左跨步,与髋同宽,右腿伸直,左膝弯曲向外;左臂弯曲抬起至头顶上方,右臂弯曲抬起与肩同高,双手握空拳,头转向右前方。然后双手张开,双臂内收,再握空拳向外拉,左腿伸直,右膝弯曲向外,头转向左前方。反复做两组。

功用:主要锻炼膝关节下蹲、屈伸、旋转动作,增强膝关节的活动度。

第九节:踝部�动,放松整理

要领:最后整理放松,调节气息。

功用:主要锻炼踝关节屈伸,旋转的功能。

此操节奏舒缓优美,动作简单大方,音乐韵律明净,适合中老年人群,经常练习,可达到舒筋健骨、养生愉悦的功效。

第四章 平乐正骨"筋滞骨错"临床应用

一、颈 椎 病

1. 定义

颈椎病是由于各种原因所致的颈椎结构的改变,如椎间盘突出变性、椎体边缘骨质增生、钩椎关节增生、黄韧带肥厚或后纵韧带钙化、椎体不稳等,导致颈椎管或椎间孔变形狭窄,以致直接压迫刺激或通过压迫影响血液循环,使脊髓颈段、神经根、椎动脉或交感神经的功能损害,进而发生组织结构损害,出现一系列临床现象。例如,肩颈部疼痛或有上下肢不同程度麻木和瘫痪,颈部活动不当时出现头晕、耳鸣、恶心、视物不清及胸闷、心悸等。因症状复杂,颈椎病也称颈椎综合征。该病多见于 40 岁以上的患者。

2. 诊断依据

(1)有慢性劳损或外伤史,或有先天性颈椎畸形及颈椎退行性变者,40 岁以上中老年患者。

(2)多呈慢性发病,也有一次外伤而突然发作者。多数患者始感肩背酸困疼痛,后渐出现一侧肩臂、手的疼痛、麻木;甚至出现握力减弱、肌肉萎缩;也可出现下肢无力,行走不便或大小便失常;也有以颈部活动时出现眩晕、仆倒、头痛、耳鸣、恶心的患者。

(3)颈部或上肢的活动受限,颈周肌肉压痛,有条索或结节,病变棘突压痛,偏歪。

(4)头试验阳性,臂丛神经牵拉试验阳性,拔伸试验阳性。

(5)X线颈椎摄片正侧、双斜、寰椎张口位及前屈后伸位,显示屈度异常,椎体增生,韧带钙化,椎间隙狭窄,钩椎关节增生,关节突肥大,椎间孔狭窄;CT、MRI检查示椎间盘突出,前后纵韧带钙化、肥厚,脊髓或神经根受压等。

3. 证候分类

(1)风寒湿痹:颈肩臂疼痛、麻木、肌肉萎缩无力,颈项沉重酸痛,僵硬不能活动;恶寒畏风,随气候变化减轻或加重,舌质淡,苔薄白,脉弦等。

(2)气滞血瘀:颈肩背痛,固定不移,痛如针刺,并见肢体麻木,甚至肌肉萎缩无力,舌质暗,苔薄白,脉弦。

(3)痰湿阻滞:眩晕,昏厥,头重如裹,肢体麻木不仁,纳呆泛呕,舌质暗红,苔厚腻,脉弦滑。

(4)肝肾不足:眩晕头痛,易怒急躁,头重脚轻,走路欠稳,耳鸣耳聋,失眠多梦,肢体麻木,肌肉萎缩,舌红少津,苔少或薄黄,脉弦细或沉。

(5)气血两虚:头晕目眩,倦怠乏力,面色㿠白,心悸气短,颈项疼痛,喜揉喜按,四肢麻木,肌力减退,或肌肉萎缩,舌质淡,苔少或薄白,脉沉弱无力。

4. 病理分型

(1)颈型:枕项部疼痛,颈部活动受限,颈肌僵硬,头颈限制在一定的位置,颈部两侧压痛明显。X线片示颈椎生理曲度改变或椎体不稳。

(2)神经根型:颈肩疼痛,枕部及后项部疼痛,向上肢放射,疼痛轻者为胀痛,重者如针刺刀割,受累神经支配区域皮肤感觉减退,颈肌紧张,有明显压痛,牵臂及压头试验阳性。

X线片示病变椎间隙狭窄,增生,椎间孔变小;MRI见椎体后缘骨赘,椎间盘侧方突出,神经根管变窄。

(3)脊髓型:多发于50—60岁以后的患者,颈肩可稍感不适,手部精细动作失灵、笨拙,步态不稳,肢体僵硬,不能迈大步,有束带感,麻木较甚,重者行走困难,二便失禁或潴溜或瘫痪。X线片示病变椎间隙狭窄,椎体后缘增生;MRI示椎管狭窄,突出椎间盘或椎体后缘增生严重并突入椎管,压迫脊髓甚见脊髓变性。

(4)椎动脉型:头痛头晕,耳鸣眼花,记忆力减退,偶有面部及眼部症状,头颅旋转引起眩晕或出现猝倒。X光斜位片示钩椎关节横向增生;寰枢张口位片示寰枢关节失常;侧位或屈伸位片示椎间不稳;MRI片示椎动脉狭窄、受压。

(5)交感神经型:有交感神经兴奋或抑制症状,如颜面部潮红,汗出心悸或心动过缓,手足发冷发热等。X线片示钩椎关节增生,颈椎曲度消失或反弓。

(6)混合型:有上述两种或两种以上表现者。

(7)食管压迫型:有吞咽困难,有食物停滞,不利感。X线片可见椎体前缘有突出物或增生,钡透见食管外压迫造成食道狭窄或梗阻(排除食管癌)。

(8)后纵韧带钙化型:以脊髓症状为主,X线、CT、MRI片均示后纵韧带钙化,可呈结节连续病灶压迫脊髓。

5. 平乐正骨"筋滞骨错"理论辩证思维方法

平乐正骨"筋滞骨错"理论把整体与局部辩证统一、动与静有机结合、功能与结构统筹兼顾贯穿于认识疾病、诊查疾病、治疗疾病、指导康复锻炼的全过程。以神经根型颈椎病为例,神经根型颈椎病患者或办公室人员,或手机族、电脑族,或特殊工种,多因长期低头伏案,使颈椎处于不正确的静态体位,打破了正常的动静力系统的稳定的平衡结构,导致颈部肌肉劳损、颈椎间盘突出、颈椎神经根孔狭窄等结构性病理改变,进而诱发颈部及其相关组织结构的功能异常。

在临床诊查时,我们静态下触诊,体会颈部组织在指下的感觉,软组织是否僵硬,是否有条索结节,关节突关节、棘突、横突是否有突起或偏歪,观察颈部的形态情况。我们在动态下触诊,观察颈椎的功能活动是否异常,关节突关节、棘突、横突的突起或偏歪是否发生改变。影像学检查时,除静态下的颈椎正侧位、双斜位片、张口位以了解颈椎的结构性影像表现,还结合情况,在动态下查颈椎过伸过屈位、张口位左右旋45°片以了解颈椎的功能性影像表现。我院影像中心采用负重位颈椎MRI技术,更加客观地反映颈椎生理及病理状态下椎间盘硬膜囊及椎间孔、椎管、椎体序列等的状态,可为颈椎退行性疾病的诊断提供可靠依据。

在临床治疗时,我们采用理筋整骨手法以处理滞点、调整骨错缝,又嘱患者复位后卧床制动24小时,以给予颈椎相对稳定的修复环境。在卧床制动时,我们给予颈椎枕颌带维持牵引以使其静,又指导患者进行超早期功能锻炼使其动。

在康复时,我们采用颈托固定四周继续给予颈椎相对稳定的修复环境,又在颈托固定下指导患者进行颈肩部肌肉功能锻炼以促进其恢复。去掉颈托后,我们指导患者进行颈肩部肌肉功能锻炼,以增强肌肉维护颈椎生理结构平衡的作用。

6. 治疗方法

(1)手法治疗

1)理筋手法

①基本手法:头颈部—指禅推法、点按法、擦法、拿法、揉法、推法、叩击法等。可选择上述手法一种或几种放松颈项部的肌肉,时间可持续3~5分钟。

②通调督脉法:患者俯卧位,医者以拇指指端按顺序分别点按风府、大椎穴、至阳穴、命门穴各0.5~1分钟,点揉第1~12胸椎两侧夹脊穴、膀胱经腧穴,反复3遍,力量以患者出现局部温热、酸胀、传导为度。

③间歇拔伸法:患者仰卧位,一手托住颈枕部,一手把住下颌,纵向用力拔伸,持续2~3分钟,可反复3~5次。

④牵引揉捻法:患者坐位,医者站在患者身后,双手拇指置于枕骨乳突处,余手指托住下颌。双前臂压住患者双肩,双手腕立起,牵引颈椎,保持牵引力,环转摇晃头部3~5次,然后保持牵引力,做头部前屈后伸运动各1次,最后医者左手改为托住下颌部,同时用肩及枕部顶在患者

右侧颞枕部以固定头部，保持牵引力，用右手拇指按在右侧胸锁乳突肌起点处（或痉挛的颈部肌肉处），右手拇指沿胸锁乳突肌自上而下做快速的揉捻，同时将患者头部缓缓向左侧旋转，以颈部的基本手法结束治疗。

⑤拔伸推按法：（以右侧为例）患者坐位，医者站在患者右前方，右手扶住患者头部，左手握住患者右手 2～5 指，肘后部顶住患者肘窝部，令患者屈肘，然后医者右手推按患者头部，左手同时向相反方向用力。

2)正骨手法

①坐位手法

坐位旋提手法：患者坐于手法整复椅上，定位颈椎椎间孔狭窄阶段椎体棘突；用右肘关节锁定患者下颌，右手扶住患者左侧颞耳部，左手拇指定于患者椎间孔狭窄阶段椎体棘突右侧关节突处，而后右肘关节引导患者颈部被动前屈并右向旋转 20°，待前屈旋转合力至左手拇指定位棘突旁松动时，停止前屈旋转，右肘瞬间发力上提，左手下可有轻度关节突松动、张力降低感，右肘引导患者颈部回复中立位，触诊患者椎间孔狭窄阶段椎体旁颈夹肌松弛，即告复位成功。

提拉推顶手法：患者坐于手法整复椅上，定位颈曲反弓弧顶点下位椎体棘突；（以右手提拉左手推顶示例）用右肘关节锁定患者下颌，左手拇指顶于患者反弓弧顶点下位椎体棘突，而后右肘关节引导患者颈部极度被动前屈并右向旋转 45°，待前屈旋转合力至左手拇指定位棘突松动时，停止前屈旋转，右肘缓缓等力上提，待上提至极限时，左手瞬间发力向前推顶反弓弧顶点下位椎体棘突，左手下可有轻度棘突前移感，右肘引导患者颈部回复中立位，触诊反弓弧顶点棘突内凹，即告复位成功。

颈椎掌托端提旋转手法：患者端坐位，目视前方，颈部放松。术者一手托其枕部，一手托其下颌，如上段病变，将患者头颈屈曲 15°；中段病变，将患者颈椎置于中立位即 0°；下段病变，将患者颈椎屈曲 30°～45°，并向左侧慢速旋转，待头部转到最大角度时，突加有限度的短促力快速旋转。施力后，不管有无听到"喀嗒"声响，手法结束。然后采用同样的操作手法向右旋转。

②仰卧位手法:仰卧位非定点扳法:患者仰卧于治疗床上,去枕,使颈部充分放松。医者站于患者头项部40~50cm处,医者一手托于患者的枕部,另一手扶下颌部,以略前屈半蹲位利用自身体重对患者颈椎进行牵引(前屈角度及生理曲度与移位颈椎的节段有关),持续30秒钟,然后边牵引边旋转头部至一侧极限不加剧症状为宜,此时可听到颈椎小关节发出"咯噔"声,然后进行另一侧治疗,以奏调节错缝、滑利颈节之功,然后医者两手使颈部前突头部后仰用力牵引,该手法完成,最后教会患者垫枕仰卧平睡的方法。

③俯卧位手法:俯卧位拔伸定位斜扳法:患者俯卧位于治疗床上,双上肢置于身体两边,以颈$_{4\sim5}$、颈$_{5\sim6}$为例,脸偏向一侧,医者立其头端,一手按住肩部,另一手按住头部,轻手法扳3~4次,斜扳度数3°~5°,同法向相反方向行斜扳手法3~4次。然后嘱患者仰卧位,助手固定双肩部,术者一手托住患者下颌部,一手托住头枕部,行缓缓对抗拔伸3~4分钟后手法结束。间隔3日后再行同法治疗。2周后行颈椎操锻炼。

(2)牵引治疗:颈椎优值牵引法可有效地缓解颈椎病患者的临床症状并恢复其颈曲,其机制为:①顺势牵引即前屈位牵引可加大椎间隙,特别是加大椎体后缘和小关节、椎间孔的间隙,松弛颈椎周围的动力肌及其他软组织,即解除筋滞,从而达到缓解临床症状的目的。②中立位牵引为过渡性牵引,可有效地缓解由于牵引体位变化过大所造成的不适。③功能牵引即背伸位牵引可以有效地调节颈段脊柱的生理曲度,以恢复颈椎的形态学,符合颈椎的生物力学特性,在巩固疗效、稳定脊柱并发挥其正常功能方面有较好的作用。

操作方法:住院第1~4日前屈位牵引,重量4~6kg,每日2次,每次40分钟,第5~8日水平位牵引,重量4~6kg,每日2次,每次40分钟;第9~12日背伸位牵引,重量4~6kg,每日2次,每次40分钟。

(3)中药疗法

1)中药内治法

①按中医辨证分型治疗:风寒湿痹型,治宜祛风散寒,舒经通络,方

用蠲痹汤加减;气滞血瘀型,治宜活血化瘀,舒经活络,方用化瘀通痹汤加减;痰湿阻络型,治宜燥湿化痰,理气通络,方用桂枝茯苓丸加减;肝肾不足型,治宜益精补肾,滋阴息风,方用左归丸加味;气血亏虚型,治宜益气养血,通络行痹,方用黄芪桂枝五物汤加味。

②按病理分型治疗:根型颈椎病,用颈痛颗粒、颈痛消丸(自制)、壮骨伸筋胶囊;椎动脉型颈椎病,用天舒胶囊、颈复康冲剂等;髓型颈椎病,交感神经型颈椎病,尚无有效中成药,多以改善脊髓血液循环,活血化瘀为治则。

2)中药外治法

①颈部中药熏洗法:软伤外洗一号,每日 2 次,每次 40 分钟,12 日为 1 个疗程。

②颈部揉药法:平乐展筋丹穴位揉药、关节处揉药和痛点揉药。具体方法是用拇指蘸药粉少许,施于反应点,进行揉药手法。方向为顺时针或逆时针方向;揉药范围为五分硬币大小;频率为每分钟 100～120 转;每处施术 3 分钟,每日 2 次,12 日为 1 个疗程。

③膏药外敷法:舒筋活血止痛膏(本院内部制剂)外敷患处。

(4)针灸疗法:皮肤常规消毒,取双侧风池穴、大椎穴、双侧曲池穴、双侧手三里穴、双侧三间穴、颈痛穴,选用 0.30mm×60mm、0.25mm×25mm 规格的毫针针刺,留针 30 分钟,每日 1 次,12 日为 1 个疗程。

(5)小针刀疗法

①治疗原则:针刀彻底松解、肥厚、变性、粘连的软组织。

②操作常规:患者坐位或俯卧位,头前屈 30°定点。常规消毒,铺无菌洞巾。治疗点选在病变锥体上、下棘突间及旁开 1～1.5cm 处。刀口线与脊柱纵轴平行,先切开病变锥体棘突上下缘的棘间韧带,然后刺入达关节突关节囊。刀口线与颈椎纵轴平行,针体垂直于皮肤,移刀刃于肥厚之关节囊,刀口线调转 90°,纵切几刀出针。如横突结节有损伤点,针刀刀口线与颈椎纵轴平行,针体垂直于横突后结节外侧面,针达骨面后将刀口线调转 90°。在横突末端上、下边缘处松解几刀,松开部分横突

间肌,横突间韧带。

(6)支具固定:颈椎手法整复后,佩戴颈托固定 4 周。出院第 1～2 周,除卧床休息、洗澡外,均需佩戴颈托。出院第 1～2 周,除久低头、久坐时佩戴颈托,其余时间可去掉。

(7)康复锻炼:颈椎手法整复后第 1～2 周,佩戴颈托下以手掌对头颈部前后左右对抗锻炼,每个动作坚持 10 秒钟,10～20 次为 1 组,每日 2～3 组。第三周起,行颈部背伸锻炼、项臂争力、上下耸肩、前耸肩、后耸肩、扩胸锻炼。具体要求如下:颈部背伸、项臂争力、扩胸,每个动作每次坚持 10～20 秒,20 次为 1 组,每日 2～3 组;上下耸肩、前耸肩、后耸肩,每个动作 10 次为 1 组,每日 2～3 组。功能锻炼要遵循从少量开始,量力而行,循序渐进的原则。

二、肩关节周围炎

1. 定义

肩关节周围炎,又称冻结肩、粘连性肩关节炎、五十肩等。肩关节周围炎由气滞血凝而得名,且多因肩部感受风寒而引致,故亦称为漏肩风,是由于肩关节周围软组织病变而引起的肩关节疼痛和功能障碍。《三因方》曰:"三气侵入经络,在骨重而不举,在脉则血凝不流,在筋则屈而不伸,在肉则不仁,在皮则寒,逢寒则急"。本病多因老年体弱,肝肾不足,气血虚亏或大病之后,气血虚损,营卫不和,筋脉失养,骨愈懈惰,复感风寒湿邪,外邪蕴入经络,阻滞经络致肌肉枯萎,肢体疼痛,活动不利;或因过力劳伤,或闪筋之后气滞血凝,血不荣筋,关节拘紧;或气滞,导致肝气郁结,气血运行不畅,筋脉失养。多由无菌性炎症引起。

2. 诊断依据

(1)肩周炎的发病特点:起病缓慢,病程较长,病程一般在 1 年以内,较长者可达到 1～2 年。好发年龄在 50 岁左右,女性发病率略高于男性,多见于体力劳动者。

（2）肩周炎临床表现

1）肩部疼痛：起初时肩部呈阵发性疼痛，多数为慢性发作，以后疼痛逐渐加剧或钝痛，或刀割样痛，且呈持续性。气候变化或劳累后，常使疼痛加重，疼痛可向颈项及上肢（特别是肘部）扩散，当肩部偶然受到碰撞或牵拉时，常可引起撕裂样剧痛。肩痛昼轻夜重为本病一大特点，多数患者常诉说后半夜痛醒，不能成寐，尤其不能向患侧侧卧，此种情况因血虚而致者更为明显；若因受寒而致痛者，则对气候变化特别敏感。

2）肩关节活动受限：肩关节向各方向活动均可受限，以外展、上举、内外旋更为明显。随着病情进展，由于长期废用引起关节囊及肩周软组织的粘连，肌力逐渐下降，加上喙肱韧带固定于缩短的内旋位等因素，使肩关节各方向的主动和被动活动均受限，当肩关节外展时出现典型的"扛肩"现象，特别是梳头、穿衣、洗脸、叉腰等动作均难以完成，严重时肘关节功能也可受影响，屈肘时手不能摸到同侧肩部，尤其在手臂后伸时不能完成屈肘动作。

3）怕冷：患肩怕冷，不少患者终年用棉垫包肩，即使在暑天肩部也不敢吹风。

4）压痛：多数患者在肩关节周围可触到明显的压痛点，多在肱二头肌长头腱沟，肩峰下滑囊，喙突，冈上肌附着点等处。

5）肌肉痉挛与萎缩：三角肌、冈上肌等肩周围肌肉早期可出现痉挛；晚期可发生失用性肌萎缩，出现肩峰突起，上举不便，后弯不利等典型症状，此时疼痛症状反而减轻。三角肌有轻度萎缩，斜方肌痉挛。冈上肌腱、肱二头肌长头肌腱、肱二头肌短头肌腱及三角肌前、后缘均可有明显压痛。肩关节以外展、外旋、后伸受限最明显，少数人内收、内旋亦受限，但前屈受限较少。

（3）X线及化验室检查：常规摄片大多正常，后期部分患者可见骨质疏松，但无骨质破坏，可在肩峰下见到钙化阴影。年龄较大或病程较长者，X线片可见到肩部骨质疏松，或冈上肌腱、肩峰下滑囊钙化征。实验室检查多正常。

3. 证候分类

1)气虚型:多见于老年患者或久病之后,发病较缓,初觉肩部困痛,活动后困痛消,休息后即困痛,日渐加重,以致肩关节活动受限,重者摸头、吃饭、解系腰带均不能为,夜间酸困不能入睡,肩部肌肉瘦弱。舌苔薄白,脉弦数。

2)风寒湿型:肩部重着,如压重物,呈广泛性钝痛,甚则如刀割样,畏寒怕冷,遇寒则重,遇热则舒,昼轻夜重,关节活动受限。舌质淡,苔白,脉弦紧。

3)损伤型:见于外伤后有长期固定或制动史,或过力劳伤,稍活动较轻,活动过度疼痛加重,肩部筋肉消瘦,上臂前外侧困酸,肩关节活动受限。舌质紫暗,苔薄黄,脉弦涩。

4)气滞型:多见于女性,以关节刺痛,走窜痛为特征,与情志变化有密切关系,喜则痛缓,郁怒则痛重。苔白,脉弦细。

4. 病理分型

1)凝结期:此期病变主要在肩关节囊、肩关节疼痛,活动轻度受限,肩关节造影可显示关节囊紧缩,关节囊下皱褶互相粘连。

2)冻结期:此期除关节囊严重挛缩外,关节周围软组织均受累,退行性变明显,滑膜充血增厚,组织缺乏弹性,肩关节疼痛明显,活动严重受限。

3)解冻期:一般半年后肩关节疼痛逐渐减轻,功能逐渐恢复,肩关节冻结逐渐解除。

5. 治疗方法

(1)手法治疗:基于"筋滞骨错"理论的手法治疗,具体操作如下。

1)以松筋手法初步处理筋滞,依次点按风池、翳风、颈夹肌、肩井、肩髃、肩髎、天宗等颈肩部穴位,再以轻手法充分放松斜方肌、胸锁乳突肌、斜角肌、胸大肌、胸小肌、肱二头肌、肱三头肌、三角肌、菱形肌和背阔肌的各起止点及肌腹。放松的目的是为后续处理骨错做准备。

2)以平乐"提拉推顶"手法及"定点弹压"等正骨手法松解颈、胸、腰椎体的骨错位,处理肩锁关节、肩胛胸壁及盂肱关节等的微小对位异常。

3)以调筋手法再次处理筋滞,在肩部运动中再次处理第一步初步处理的各肌肉、肌腱等软组织,结合拨法分离组织粘连,解除肌肉肌腱的痉挛或慢性劳损后引起的组织瘢痕,纠正各种原因导致的肌肉、肌腱解剖位置异常,对于最常见的肩关节内旋障碍,重点处理肱二头肌长头腱,纠正肌腱位置异常的同时恢复肱骨头向前滑移的空间。

4)以调筋手法再次处理筋滞,在肩部运动中再次处理第一步初步处理的各肌肉、肌腱等软组织,结合拨法分离组织粘连,解除肌肉肌腱的痉挛或慢性劳损后引起的组织瘢痕,纠正各种原因导致的肌肉、肌腱解剖位置异常,对于最常见的肩关节内旋障碍,重点处理肱二头肌长头腱,纠正肌腱位置异常的同时恢复肱骨头向前滑移的空间。

(2)中药疗法

1)中药内治法

①气虚型:治宜补益肝肾,通经止痛。药用益气养荣汤。熟地黄30g,桂枝6g,黄芪30g,当归10g,川芎6g,党参15g,白芍15g,茯苓15g,白术10g,威灵仙10g,柴胡10g,牡丹皮6g,羌活10g,甘草3g。

②风寒湿型:治宜温经通络,除风散寒。药用蠲痹解凝汤。姜黄15g,防风10g,葛根12g,羌活10g,桂枝6g,威灵仙10g,川芎6g,钩藤10g,蔓荆子10g,当归10g,白芍15g,甘草3g。

③损伤型:治宜活血散瘀,通经活络。药用舒筋汤。当归10g,姜黄15g,红花5g,桃仁6g,文术6g,赤芍15g,牡丹皮12g,羌活10g,白术10g,海桐皮12g,沉香1g。

④气滞型:治宜疏肝理气,活血止痛。药用肝活络汤。姜黄12g,香附15g,党参15g,当归10g,乌药6g,白芍15g,柴胡10g,郁金10g,川芎6g,枳壳10g,沉香1g,甘草3g。

2)中药外治法

①肩部中药熏洗法:软伤外洗一号,每日2次,每次40分钟,12日为1个疗程。

②肩部揉药法:平乐展筋丹穴位揉药、关节处揉药和痛点揉药。具体方法是用拇指蘸药粉少许,施于反应点,进行揉药手法。方向为顺时针或逆时针方向;揉药范围为五分硬币大小;频率为每分钟100～120转;每处施术3分钟,每日2次,12日为1个疗程。

③膏药外敷法:活血接骨止痛膏、舒筋活血止痛膏(本院内部制剂)。把皮肤擦洗干净,膏药贴患处,每日1帖。

(3)针灸疗法:肩贞、肩髃、肩髎、肩井、手三里、支沟及平衡针灸的肩痛穴,每日1次,21次为1个疗程。

(4)小针刀疗法:用小针刀在喙肱肌和肱二头肌短头点、冈上肌抵止端、肩峰下、冈下肌和小圆肌的抵止端分别切开剥离。

(5)康复锻炼

1)屈肘展肩:患者站立或坐位,两臂自然下垂,两肘屈曲90°,微握拳,手心向上。以上臂为转动轴,前臂沿水平位尽量做内旋和外旋活动。每个动作每次坚持10～20秒,20次为1组,每日2～3组。

2)内收探肩:患者站立位或坐位,患肢屈肘,用健肢扶托患肘,使患臂尽量内收,患侧手尽量探摸健侧肩部,并逐渐向后探摸健侧肩胛部。每个动作每次坚持10～20秒,20次为1组,每日2～3组。

3)后伸探背:患者站立位或坐位,两臂自然下垂,两手向后背,健手托扶患肢,内旋屈肘摸背,使患臂尽量向健侧肩胛部探摸。每个动作每次坚持10～20秒,20次为1组,每日2～3组。

4)外展指路:患者站立位或坐位,两臂自然下垂,肩关节外展90°,复原,反复进行。每个动作每次坚持10～20秒,20次为1组,每日2～3组。

5)弯腰画圈:患者两足分开与肩同宽站立。向前弯腰,上肢伸直下垂做顺时针方向画圈,幅度由小到大,速度由慢到快。每个动作每次坚持10～20秒,20次为1组,每日2～3组。

6)上肢回旋:患者双足分开与肩同宽站立,两臂自然下垂,患肢以肩关节为圆心,做顺时针和逆时针交替画圈。每个动作每次坚持10～20

秒,20 次为 1 组,每日 2～3 组。

7)手指爬墙:患者双足分开,与肩同宽,面向墙壁或侧向墙壁站立,用患手指沿墙徐徐上爬,使上肢抬举到最大限度,然后沿墙壁回位,反复进行。以后每次逐渐增加高度,直到恢复正常。每个动作每次坚持10～20 秒,20 次为 1 组,每日 2～3 组。

8)手拉滑车:患者站立或坐位,双手拉住滑轮上绳子的把手,以健肢带动患肢,徐徐拉动绳子,一高一低,两手轮换进行,逐渐加力。每个动作每次坚持 10～20 秒,20 次为 1 组,每日 2～3 组。

三、肱骨外(内)上髁炎

1. 定义

肱骨外上髁炎是一种常见的慢性软组织损伤性疾病,手工劳动者多发,又称"网球肘"。肱骨外上髁炎、肱骨内上髁炎均属于慢性劳损性疾病,只是发病部位不同而症状有别,但治疗方法相当,故在一起论述。

2. 诊断依据

(1)病因:本病均因腕部伸肌群或屈肌群反复屈伸牵拉活动,导致肱骨内上髁或外上髁肌腱附着点部分撕裂致伤或慢性劳损性炎症。

(2)临床表现:局部不红肿或轻度肿胀,压痛明显,病程长者可有肌肉萎缩,肘关节活动基本正常。肱骨外上髁炎压痛点在肘关节外侧外髁处,做抗阻力腕关节背伸和前臂旋后动作时,可引起肱骨外髁处疼痛加重,密尔(Mills)试验(＋)。肱骨内上髁炎压痛点肱骨内上髁处,抗阻力屈腕时可引起肱骨内上髁疼痛。

(3)特殊检查:密尔试验,肘、腕、指屈曲,前臂被动旋前并逐渐伸直时,肱骨外上髁炎患者可出现疼痛。

(4)辅助检查:X 线检查一般无异常变化。

3. 证候分类

(1)风寒阻络型:肘部酸痛麻木,屈伸不利,遇寒加重,得温痛缓。舌苔薄白或白滑,脉弦紧或浮紧。

(2)湿热内蕴型:肘外侧疼痛,有热感,局部压痛明显,活动后疼痛减轻,伴口渴不欲饮。舌苔黄腻,脉濡数。

(3)气血亏虚型:起病时间较长,肘部酸痛反复发作,提物无力,肘外侧压痛,喜按喜揉,并见少气懒言,面色苍白。舌淡苔白,脉沉细。

4. 治疗方法

(1)手法治疗

①适应证:症状轻微或初次发病者。

②操作方法:适当休息,避免有害活动,或配合理疗和药物治疗后症状即可缓解,不需手法理筋。症状严重者可采取手法治疗,患者坐位或卧位,在肘部痛点及其周围、捏拿 3～5 分钟,使局部血流通畅。医者一手托患肢肘部,一手握患肢腕部,先将肘关节屈伸数次,然后将肘关节做快速屈曲数次,同时做旋转活动。如直肘旋后位,快速屈曲同时旋前;或直肘旋前位,快速屈曲同时旋后,各做 3～5 次,可松解粘连,减轻疼痛。

(2)中药疗法

1)中药内治法

①风寒阻络型:治法:祛风散寒,通络宣痹。

方药:蠲痹汤加减。羌活、姜黄、当归、赤芍、黄芪、防风、炙甘草、生姜等。

中成药:祛风散寒类制剂。

②湿热内蕴型

治法:清热除湿。

方药:加味二妙散加减。黄柏、苍术、牛膝、防己、萆薢、当归、龟甲等。

中成药:清热除湿类制剂。

③气血亏虚型

治法:补气补血,养血荣筋。

方药:人参养荣汤加减。白芍、当归、陈皮、黄芪、桂枝、人参、白术、炙甘草、熟地黄、五味子、茯苓、远志等。

中成药:补气补血类制剂。

2)中药外治法

①肘部中药熏洗法:软伤外洗一号或海桐皮汤,每日 2 次,每次 40 分钟,12 日为 1 个疗程。

②肘部揉药法:平乐展筋丹穴位揉药、关节处揉药和痛点揉药。具体方法是用拇指蘸药粉少许,施于反应点,进行揉药手法。方向为顺时针或逆时针方向;揉药范围为五分硬币大小;频率为每分钟 100～120 转;每处施术 3 分钟,每日 2 次,12 日为 1 个疗程。

③膏药外敷法:活血接骨止痛膏、舒筋活血祛痛膏外贴患处。

(3)针灸疗法

1)适应证:症状轻微、初次发病或反复发作症状较轻者。

2)操作方法:患者微屈肘,先在肱骨外上髁附近寻找最痛点(阿是穴),常规消毒后,用 30 号 2 寸毫针刺入痛点中心 1～2 寸,旁刺 2 寸,得气后行小幅度捻转提插约 1 分钟,再于针柄上行温针灸 3～5 壮(如枣核大小)。然后取曲池、手三里、外关、合谷、肘髎等穴,实施常规针法,间断行针 3～4 次。以上各穴留针 20～30 分钟后出针。隔日针治 1 次,7 次为 1 个疗程。

(4)小针刀疗法

1)肱骨外上髁炎

①治疗原则:将肱骨外上髁处的粘连、挛缩、瘢痕松解,切断卡压的神经血管束得到恢复。

②操作常规:患者取坐位,肘关节屈曲 90°,平放于治疗台上;或仰卧位,肘关节屈曲 90°置于胸前。皮肤常规消毒,术者戴口罩帽子、无菌手套,铺无菌巾。肱骨外上髁骨突点:刀口线与臂纵轴平行,针刀体与外上髁皮面垂直刺入,直达骨面切开剥离后,再纵行疏通,然后使针刀体与骨面呈 45°左右行横行铲剥,使刀刃紧贴骨面剥开骨突周围软组织粘连。肱骨外上髁上方桡侧凹陷点(即肱桡肌、肱肌与肱三头肌内侧头肌膜之

间的粘连点）：刀口线与肱骨纵轴平行，针刀体与皮面垂直刺入直达骨面，行纵行疏通，横行剥离。肱骨外上髁骨突桡侧凹陷点（即旋前圆肌在外上髁骨面的起点）：刀口线与前臂纵轴平行，针刀体与皮面内侧呈 75°刺入达骨面，行纵行疏通，横行剥离。肱骨外上髁骨突尺侧凹陷点（即外上髁与尺骨鹰嘴之间的凹陷处）：刀口线与前臂纵轴平行，针刀体与前臂外侧皮面呈 75°刺入达骨面，行纵行疏通，横行剥离。肱骨外上髁后外侧下方凹陷点（即肘肌覆盖桡骨头处）：刀口线与前臂纵轴平行，针刀体与皮面垂直刺入直达骨面，稍提起针刀，行纵行疏通，横行剥离，不可损伤桡骨头软骨面。根据病情需要，选择 1～3 个点进行治疗。术毕，针眼贴创可贴。术后手术部位禁接触水 1 日，24 小时开始功能锻炼。

2）肱骨内上髁炎

①治疗原则：松解肱骨内上周围组织粘连、瘢痕刮除，使肘内侧端的动态平衡得到恢复。

②操作常规：患者取坐位，肘关节屈曲 90°，平放于治疗台上，或仰卧位。皮肤常规消毒，术者戴口罩帽子、无菌手套，铺无菌巾。

肘关节内侧的压痛点即为进针刀点，使刀口线和屈肌腱走向平行，针体和进针点处骨平面垂直刺入（注意勿伤及尺神经），达骨面后，先纵行剥离，再横行剥离，如有瘢痕结节，切开剥离。术中可见部分患者有少量鲜血外涌，加压 5 分钟后包扎，术后手术部位禁接触水 1 日，24 小时开始功能锻炼。注意勿伤及尺神经。

（5）康复锻炼：本病属劳累过度引起，所以在治疗期间一般要避免肘腕关节活动，尤其是重力活动，症状消退后可先做腕关节及前臂的旋转活动，而后逐渐开始肘关节屈伸活动，但不可操之过急，以免症状复发。

四、腕管综合征

1. 定义

腕管综合征是周围神经卡压综合征中最常见的一种疾病，主要为各种原因致腕管内压力增高,正中神经在腕管内受卡压而产生其相应支配区的神经功能障碍的综合征。1853 年 Paget 首先描述腕管综合征。临床以拇、示、中指疼痛和麻木,手指疼痛以夜间明显为特征。

2. 诊断依据

(1)手部 1～4 指指腹部麻木,有夜间减重的特点。

(2)手部大鱼际肌萎缩,对指对掌不能;屈腕试验(＋),Tinel 征(＋)。

(3)肌电图提示正中神经在腕管卡压,传导速度减慢。

3. 治疗方法

(1)手法治疗

1)部位及取穴:腕部及极泉、曲池、内关、外关、阳溪、合谷、阿是穴。

2)手法:按揉法、拿法、拨法、摇法、分推法、拔伸法。

3)操作:用拇指按揉极泉、曲池、内关、外关、阳溪、合谷穴及腕部压痛点 3～5 分钟。用拿法拿前臂三阴经 2～3 分钟。用拨法拨腕横韧带 2～3 分钟。用腕关节摇法摇动腕部 5～10 次。用分推法向两侧分推腕掌 3～5 次。用拔伸法分别拔伸五指。

(2)中药疗法

1)中药内治法:本病多为血瘀气滞型,可给予活血化瘀药物应用,筋骨疼消丸每次 6g,每日 2 次,口服;同时可应用生肌药物,筋肌复生胶囊每次 5 粒,每日 2 次,口服。

2)中药外治法

①中药熏洗法:软伤外洗一号、八仙逍遥汤或海桐皮汤,每日 2 次,每次 40 分钟,12 日为 1 个疗程。

②揉药法:平乐展筋丹穴位揉药、关节处揉药和痛点揉药。具体方法是用拇指蘸药粉少许,施于反应点,进行揉药手法。方向为顺时针或逆时针方向;揉药范围为五分硬币大小;频率为每分钟 100～120 转;每处施术 3 分钟,每日 2 次,12 日为 1 个疗程。

③膏药外敷法:活血接骨止痛膏、舒筋活血祛痛膏外贴患处。

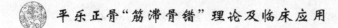

（3）针灸疗法：取阳溪、外关、合谷、劳宫等穴，得气后留针 15 分钟，每日或隔日 1 次。

（4）小针刀疗法：患者手腕平放于治疗台上，腕关节置于脉枕上。让患者用力握拳屈腕，在腕部掌侧可有 3 条纵行皮下的隆起，中间为掌长肌腱，桡侧为桡侧腕屈肌腱，尺侧为尺侧腕屈肌腱。在远侧腕横纹尺侧腕屈肌腱的内侧缘，定一进针刀点，沿尺侧腕屈肌的内侧缘向远端移动 2.5cm 左右再定一点；在远侧腕横纹上的桡侧腕屈肌腱的内侧缘定一点，再沿桡侧腕屈肌腱向远端移动 2.5cm 左右再定一点，在此 4 点上分别进针刀，刀口线和肌腱走向平行，针体和腕平面成 90°，沿两侧屈肌腱内侧缘刺入 0.5cm 左右，应避开尺、桡动静脉和神经，将腕横韧带分别切开 2～3mm。与此同时，将针刀沿屈肌腱内侧缘向中间平推数下，以剥离腕屈肌腱和腕横韧带间的粘连，应避免损伤正中神经，出针。针刀术后，患者正坐，前臂于旋前位，手背朝上。医者双手握患者掌部，右手在桡侧，左手在尺侧，而拇指平放于腕关节的背侧，以拇指指端按于腕关节背侧，在拔伸情况下摇晃关节。然后，将手腕在拇指按压下背伸至最大限度，随即屈曲，并左右各旋转 2～3 次。

（5）康复锻炼：练习手指、腕关节的屈伸及前臂的旋转活动，防止失用性肌萎缩和粘连。

五、胸肋关节错缝

1. 定义

胸肋关节属于胸骨与肋骨之间的连接，由第 2～7 肋软骨与胸骨相应的肋切迹连接构成。第一肋与胸骨柄之间为软骨结合，第 8～10 软骨依次连于上位肋软骨，形成肋弓。胸肋关节错缝是指胸肋关节在直接暴力或间接暴力作用下导致的肋骨与胸骨的连接处发生轻微的移位。

胸肋关节错缝是临床常见病、多发病，属中医学"胸痹""岔气""筋伤骨错缝"范畴，患者常感胸部胀痛，部分病例可感两胁前胸胀闷不适。

本病好发于第二胸肋关节,病因多为搬运重物或急剧扭转使胸肋软骨分离错位;或由于挤压伤促成胸肋关节错缝,造成局部肿胀,疼痛,压痛明显。应用手法复位,可立见功效。

2. 诊断依据

(1)背痛、憋气,不能自如活动,也不敢大声说话或大笑,深呼吸时疼痛加重。可放散至前胸部,个别患者可放散到右上腹。

(2)多在背部胸(椎)肋关节处有压痛点,运动受限。

(3)胸部透视无异常发现。

3. 治疗方法

(1)手法治疗

1)俯卧位顿压法:患者俯卧位,双上肢自然置于身体两侧,全身放松。医者立于患侧,先放松腰背部肌肉5~10分钟,然后将双手叠加置于第2~4胸椎棘突顶端,嘱患者咳嗽或做深呼吸待呼气末,医者双手同时向下用力按压,如听到清楚的关节弹响声,说明复位成功。

2)坐位膝顶法:患者在方凳上取端坐位,双手上举交叉于脑后,医者在患者背后方站立,医者的双手自患者的背后腋下而向前伸,叮嘱患者全程进行全身放松,自然呼吸,医者的膝部顶住患者胸背部疼痛部位的棘突部进行突然发力。在此同时,医者两手做向上向后的提拉动作。此两种运动的用力要保持协调,若可听到胸椎小关节整复的清脆弹响声,则显示手法成功。最后嘱患者憋气,医者自上而下行拍打手法数遍。

3)仰卧位掌根推按复位法(以右侧胸肋关节半脱位为例):患者取仰卧位,头下不垫枕,充分放松。为使胸大肌及其他肌组织充分放松,令患者屈肘,上臂内收内旋,置于体侧,手和前臂内收内旋轻轻置于腹部。医者站于患者头侧,用拇指指腹触诊法仔细触摸到微突处,将右手掌横置于患处右前胸部,掌根轻压于患处前突部,指端朝向对侧(左胸),左手重叠于右手之上,并与右手垂直,指端朝向患者足部。放好后静置片刻,再随呼吸时胸部之起伏自然上下升落几次后,令患者深吸气至尽再呼出,

2~3次后,在患者完全放松、毫无防备的情况下于深吸气后开始呼气的瞬间,胸廓各径开始缩小时,突然瞬时用轻巧、快速之爆发力向背、下、对侧推按。用力要快而恰当,要有一股"弹性内含劲"。此种推按用力方向为两手用力之合力,系右手向背侧同时稍向对侧推,左手向背侧稍向下,合力作用于半脱位处。如此重复2~3次即可复位。

4)站立位胸顶法:患者取站立位,医者立于患者身后,患者双手交叉抱住对侧肩于胸前呈三角势,医者双手交叉托住患者肘部,胸大肌顶住病变的后肋椎关节。嘱患者深呼吸,待呼气末端,施以向后上45°提力,闻及"喀嗒"声,表示复位成功。

5)坐位提拉推顶法:患者在方凳上取端坐位,医者站患侧后外方,以一肘窝从患者腋下扶住肩背被动提起患臂上举并外展,猛力用反弓、外展之拉拽之力。同时另一手食指环或掌根抵住比伤关节低1~2个椎体的棘突旁向前猛力推,局部响扣止,表示复位。

(2)中药疗法

1)中药内治法:患者自就诊后疼痛稍甚,给予中药汤剂血府逐瘀汤加减口服1周;1周后给予养血止痛丸继续口服1周。

2)中药外治法

①中药熏洗法:软伤外洗一号或海桐皮汤,每日2次,每次40分钟,12日为1个疗程。

②揉药法:平乐展筋丹穴位揉药、关节处揉药和痛点揉药。具体方法是用拇指蘸药粉少许,施于反应点,进行揉药手法。方向为顺时针或逆时针方向;揉药范围为五分硬币大小;频率为每分钟100~120转;每处施术3分钟,每日2次,12日为1个疗程。

③膏药外敷法:活血接骨止痛膏、舒筋活血祛痛膏外贴患处。

(3)康复锻炼:1周后去除活血接骨止痛膏,逐步加大上肢活动范围,适度行扩胸及挺胸锻炼。

六、背肌筋膜炎

1. 定义

背肌筋膜炎,又称肌肉风湿病,是发生于筋膜、肌肉、韧带、肌腱等软组织的无菌性炎症性疾病。该病多见于肩背部及腰背部,好发于中年女性,以产妇及伏案工作者多见。随着电脑的普及,现代生活节奏的加快及工作方式的转变,背肌筋膜炎的发病率越来越高。

2. 诊断依据

(1)多发于中老年人,或者长期从事伏案工作的青年女性。

(2)背部有外伤、劳损或风寒湿侵袭病史。

(3)背部酸胀、板滞、沉重感,与天气变化有关,喜按,喜暖恶寒。

(4)劳累后疼痛加重,休息或稍事活动后疼痛减轻。

(5)背部肌肉紧张、僵硬,背屈伸功能一般不受限。

(6)背部广泛压痛,多位于肩胛内缘、棘突及其两侧竖脊肌,按压痛点可向颈肩臂部放射,压痛区可触及增厚、粘连、变性的痛性结节或条索物,叩击痛阴性。

(7)X线检查无异常,血沉、抗"O"正常,类风湿因子阴性。

3. 证候分类

(1)风寒痹阻:项、腰背疼痛板滞,舌淡,苔白,脉弦紧。

(2)血瘀气滞:晨起项、腰背僵硬疼痛,痛有定处,舌质紫暗,苔薄,脉弦涩。

(3)气血两虚:项、腰背隐痛,时轻时重,劳累后疼痛加重,休息后缓解,舌淡、苔少、脉细。

4. 治疗方法

(1)手法治疗:患者取坐位。医者先用散法放松患者肩背部肌肉。后嘱患者双手交叉紧抱两肩,使背部肌肉处于紧张状态,医者用手掌根按揉风门、肺俞、魄户、膏肓等穴位3～5分钟。后让患者患侧上肢极力旋后贴于后背,医者以拇指指腹沿肩胛骨内侧缘向里揉动 3～5 分钟。按揉激痛点,弹拨筋束,使结散气通后用叩击法结束治疗。每日 2 次,手法以患者耐受为度。

(2)中药疗法

1)中药内治法

①风寒痹阻:治宜祛风散寒除湿,方用羌活胜湿汤或独活寄生汤加减。

②血瘀气滞:治宜舒筋活络,活血行气,方用舒筋活血汤或身痛逐瘀汤加减。

③气血两虚:治宜补益气血,舒筋活络,方用八珍汤或当归补血汤加减。

2)中药外治法

①中药熏洗法:软伤外洗一号或海桐皮汤,每日 2 次,每次 40 分钟,12 日为 1 个疗程。

②揉药法:选取风门、肺俞、魄户、膏肓及阿是穴,以拇指指腹蘸取展筋丹粉末少许,置指腹于选定的揉药点上,在皮肤上做局部旋转按摩。操作中,手法宜轻,使局部皮肤不活动,以皮肤潮红、药物深入吸收为度,每日揉药 1～2 次。

③膏药外敷法:活血接骨止痛膏、舒筋活血祛痛膏外贴患处。

(3)针灸疗法:主要以局部取穴、足太阳膀胱经及阿是穴为主,常取风门、肺俞、魄户、膏肓、委中等穴,每日 1 次,2 周 1 个疗程。

(4)小针刀疗法:患者取俯卧位,腹部垫枕。在第六颈椎棘突至第十二胸椎棘突连线、第六颈椎棘突旁右侧与同侧肩胛骨内上角连线、右侧肩胛骨脊柱缘及第十二胸椎棘突旁右侧与同侧肩胛骨下角连线围成的四边形范围内,医者用拇指以深及骨面的力度缓慢的循足太阳膀胱经、手太阳小肠经以华佗夹脊穴进行经络诊察,将探查到的条索或结节伴压痛的阳性反应点,以直观模拟量表(visual analogue scale/score,VAS)进行压痛程度的评分,每次按压痛分值从高到低选取 6～8 点进行治疗,治疗点用甲紫做标记。

常规消毒,取一次性无菌汉章针刀施术。刀口线与脊柱平行,纵行切割疏通腰背浅筋膜,再横行摆动松解。对皮下硬结、条索状物,予切开剥离,针刀下有松动感时出针刀。在肋骨表面操作时,针刀不可离开骨面深刺。以上操作均按无菌操作进行,每周治疗 1~2 次,治疗 5 次为 1 个疗程。

(5)康复锻炼:治疗结束后,开始项背肌、肩胛带肌肌力锻炼,耸肩、双手背伸等。

七、腰椎间盘突出症

1. 定义

腰椎间盘突出症是临床上最常见的腰腿痛疾病之一,是腰椎间盘发生退行性变后,在外力作用下纤维环破裂髓核向后突出刺激或压迫神经根、血管或脊髓等组织所引起的腰痛伴有坐骨神经放射性疼痛等症状为特征的病变。好发于 20~50 岁的青壮年,男性稍多。病变部位以腰$_{4~5}$最为多见,腰$_5$、骶$_1$次之,也有腰$_{4~5}$及腰$_5$、骶$_1$同时发病的,腰$_{3~4}$相对少见。

2. 诊断依据

(1)有腰部外伤史,慢性劳损史,大部分患者发病前有长时间腰痛病史。

(2)主要症状:腰痛和下肢坐骨神经放射痛。腰腿疼痛可在咳嗽、打喷嚏、用力排便等腹腔内压升高时加剧,步行、弯腰、伸膝起坐等牵拉神经根的动作也使疼痛加剧,腰前屈活动受限,屈髋屈膝、卧床休息可使疼痛减轻。重者卧床不起,翻身极感困难。病程较长者,其下肢放射痛部位感觉麻木、冷感、无力。中央型突出造成马尾神经压迫症状为会阴部麻木、刺痛,大小便功能障碍,阳痿或双下肢不全瘫痪。少数病例的起始症状是腿痛,而腰痛不甚明显。

（3）主要体征

1）腰部畸形：腰肌紧张、痉挛，腰椎生理前凸减少或消失，甚至出现后凸畸形。有不同程度的脊柱侧弯，突出物压迫神经根内下方时（腋下型），脊柱向患侧弯曲，突出物压迫神经根外上方（肩上型），则脊柱向健侧弯曲。

2）腰部压痛和叩痛：突出的椎间隙棘突旁有压痛和叩击痛，并沿患侧的大腿后侧向下放射至小腿外侧、足跟部或足背外侧。沿坐骨神经走行有压痛。

3）腰部活动受限：急性发作期腰部活动可完全受限，绝大多数患者腰部伸屈和左右侧弯功能活动呈不对称性受限。

4）皮肤感觉障碍：受累神经根所支配区域的皮肤感觉异常，早期多为皮肤过敏，渐而出现麻木，刺痛及感觉减退。腰$_{4\sim5}$椎间盘突出，压迫腰$_4$神经根，引起小腿前内侧皮肤感觉异常。腰$_{4\sim5}$椎间盘突出，压迫腰$_5$神经根，引起小腿前外侧、足背前内侧和足底皮肤感觉异常。腰$_5$骶$_1$椎间盘突出，压迫骶$_1$神经根，引起小腿后外侧、足背外侧皮肤感觉异常。中央型突出则表现为马鞍区麻木，膀胱、肛门括约肌功能障碍。

5）肌力减退或肌萎缩：受压神经根所支配的肌肉可出现肌力减退，肌萎缩。腰$_4$神经根受压，引起股四头肌（股神经支配）肌力减退、肌肉萎缩。腰$_5$神经根受压，引起伸肌肌力减退。骶$_1$神经根受压，引起踝跖屈和立位单腿翘足跟力减弱。

6）腱反射减弱或消失：腰$_4$神经根受压，引起膝反射减弱或消失；骶$_1$神经根受压，引起跟腱反射减弱或消失。

7）其他：直腿抬高试验阳性，加强试验阳性。屈颈试验阳性（头颈部被动前屈，使硬脊膜囊向头侧移动，牵张作用使神经根受压加剧，而引起受累的神经痛）。仰卧挺腹试验与颈静脉压迫试验阳性（压迫患者的颈内静脉，使其脑脊液回流暂时受阻，硬脊膜膨胀，神经根与突出的椎间盘产生挤压，而引起腰腿痛）。股神经牵拉试验阳性（为上腰椎间盘突出的体征）。

（4）X线检查

1）X线摄片检查：正位片可显示腰椎侧凸，椎间隙变窄或左右不等，患侧间隙较宽。侧位片显示腰椎前凸消失，甚至反张后凸，椎间隙前后等宽或前窄后宽，椎体可见休默结节等改变，或有椎体缘唇样增生等退行性改变。X线平片的显示必须与临床的体征定位相符合才有意义，以排除骨病引起的腰骶神经痛，如结核、肿瘤等。

2）脊髓造影检查：椎间盘造影能显示椎间盘突出的具体情况。蛛网膜下隙造影可观察蛛网膜下隙充盈情况，能较准确地反映硬脊膜受压程度和受压部位，以及椎间盘突出部位和程度。硬膜外造影可描绘硬脊膜外腔轮廓和神经根的走向，反映神经根受压的状况。

（5）其他检查

1）肌电图检查：根据异常肌电图的分布范围可判定受损的神经根及其对肌肉的影响程度。

2）CT、MRI检查：可清晰地显示出椎管形态、髓核突出的解剖位置和硬膜囊神经根受压的情况，必要时可加以造影。CT、MRI的检查临床诊疗意义重大。

3. 证候分类

（1）气血瘀阻：腰部痛如针刺，固定不移，昼轻夜甚，不能转侧。舌质暗或有瘀斑，脉弦涩。

（2）肝肾亏虚：腰部疼痛，膝部乏力，劳累加剧，卧则减轻，形体消瘦，舌质淡，脉沉细。

（3）寒湿侵袭：腰部冷痛重着，转侧不利，静卧疼痛不减，得寒则重，得温则舒，舌质淡苔白，脉紧。

4. 病理分型

（1）旁侧型：多为一侧突出，少数双侧突出。

1）根肩型：髓核突出位于神经根的外前方，将神经根压向后内侧，表现为根性放射痛，脊柱向健侧凸，椎旁压痛有放射感。

2）根腋型：髓核突出位于神经根的前内侧，将神经根压向后外侧，表现为严重根性疼痛,脊柱前凸消失,活动受限,向患侧凸,椎旁压痛放射痛明显。

(2)中央型:髓核从间盘后方中央突出。

(3)偏中央型:髓核突出位于椎间盘后正中央偏一侧,主要压迫一侧神经根及马尾神经,或两侧均受压,但一侧较轻而另一侧较重。

(4)正中央型:髓核突出位于椎间盘后正中央,一般突出范围较大,主要表现为广泛性瘫痪及鞍区感觉障碍,大小便功能障碍,并无神经根刺激或压迫症状。

5. 治疗方法

(1)平乐正骨三维旋转屈曲复位法治疗方案

第一步:采用旋转可调式床头牵引架行腰椎牵引。

患者取仰卧位,采用旋转可调式床头牵引架行腰椎牵引,牵引前排便,牵引重量为体重的 1/10～1/7,由小重量开始,逐步加量。每次牵引时间 40 分钟;每日牵引 2 次,2 次牵引间隔 4～6 小时。牵引架仰角为 30°±5°。总牵引时间 12±5 日。每次牵引解除后卧床 30 分钟后再下地。待患者腰骶部肌肉基本松弛后,进入下一步治疗。

第二步:三维屈旋复位

在河南省洛阳正骨医院河南省骨科医院颈肩腰腿痛科济南华飞三维旋转复位床上治疗。参照患者性别、年龄、身高、体重、病变部位、突出块大小等确定牵引距、成角度数、旋转方向及度数后,将数据指令输入计算机。确定病变椎间隙位置,将此间隙置于头胸板与腰臀板交界处,再用胸部固定带和臀部固定带分别固定患者胸腋部和骨盆,检查无误后启动治疗床。医者立于患侧(中央型立于症状较重的一侧),一手掌根置于病变椎间隙,另一手虎口叠加于腕背部,双肘关节伸直,向腹部方向垂直连续弹压(弹压过程中,嘱患者哈气,切勿屏气),频率为每分钟 120 次。弹压后,嘱患者放松,勿屏气,踩动脚踏开关,治疗床按既定指令瞬间完成牵引与角度旋转治疗,同时医者辅以手法推顶按压后,治疗结束。

第三步:卧床制动

术毕,嘱患者绝对卧床3日,直线翻身。平卧时腰下加自制腰垫,高度≥2cm,以维持腰曲。同时给予活血接骨止痛膏(院内制剂)外敷及静脉给药(活血化瘀类及脱水类)支持治疗。72小时后让患者在床上活动1～2小时,测血压正常后佩戴腰围下床活动。

(2)中药疗法

1)中药内治法

①气血瘀阻型:治宜活血化瘀,舒筋止痛,方用桃红四物汤,也可选用三七片等。

②肝肾亏虚型:治宜滋补肝肾,舒筋通络,方用杜仲散加味,也可选用六味地黄汤等。

③寒湿侵袭型:治宜祛风除湿,方用独活寄生汤内服。

2)中药外治法

①腰部中药熏洗法:软伤外洗一号每日2次,每次40分钟,12日为1个疗程。

②腰部揉药法:平乐展筋丹穴位揉药、关节处揉药和痛点揉药。具体方法是用拇指蘸药粉少许,施于反应点,进行揉药手法。方向为顺时针或逆时针方向。揉药范围为五分硬币大小。频率为每分钟100～120转,每处施术3分钟,每日2次,12日为1个疗程。

③膏药外敷法:活血接骨止痛膏、舒筋活血止痛膏(本院内部制剂)。

(3)针灸疗法:皮肤常规消毒,取肾俞、大肠俞、关元俞、环跳、承山、委中、悬钟、绝骨、阿是穴、腰痛穴,选用0.30mm×60mm、0.25mm×25mm规格的毫针针刺,留针30分钟针刺,每日1次,12日为1个疗程。

(4)小针刀疗法:患者俯卧位,行常规消毒、麻醉后针刀治疗。垂直于皮肤快速进针,刀口线和人体纵轴线平行,缓慢深入直到骨面,刀刃线与肌纤维走向平行,行纵行疏通剥离,再横行切割,待针刀下有松动感后出针刀,术毕以创可贴覆盖针眼,压迫止血。注意避开重要的血管神经。不同位置操作方法有所区别,在浅筋膜、深筋膜及深层组织遇到硬性结节状物应切割松解。向横突、椎间孔处进针刀时,针刀体与皮肤垂直或稍外斜,达横突骨面转移针刀柄90°,在横突骨面靠下缘切3~4刀,此时酸胀感直达疼痛部位。然后调转针刀90°向椎间孔处上缘靠拢达骨面,此时应无神经串痛麻感,调整刀口线与椎间孔外缘骨面平行,沿椎间孔外侧骨面平行切开剥离2~3刀。在腰臀部软组织压痛点进针后,直达骨面做横切和纵切3~4刀,以患者有酸麻感为度。在关节囊处应提插针刀并行"十"字切割。

(5)支具固定:复位患者卧床72小时,下床活动需佩戴腰围1个月。

(6)康复锻炼:康复锻炼要遵循从少量开始,量力而行,循序渐进的原则。

1)交替支撑:每个动作坚持10秒,10~20次为1组,每日2~3组。

2)平板支撑:每个动作坚持10秒,10~20次为1组,每日2~3组。

3)三点支撑:每个动作坚持10秒,10~20次为1组,每日2~3组。

4)五点支撑:每个动作坚持10秒,10~20次为1组,每日2~3组。

5)改良燕飞式:每个动作坚持10秒,10~20次为1组,每日2~3组。

6)站立位腰背伸:每个动作坚持10秒,10~20次为1组,每日2~3组。

7)抬腿运动:每个动作坚持10秒,10~20次为1组,每日2~3组。

8)其他:建议从事游泳运动,出院4周后即可,每日游30分钟左右即可。

八、腰椎椎管狭窄症

1. 定义

腰椎椎管狭窄症是指腰椎椎管、神经根管及椎间孔变形或狭窄并引起马尾及神经根受压而引起腰腿痛、间歇性跛行等临床症状者,又称腰椎椎管狭窄综合征。多发于40岁以上的中年人。好发部位为腰$_{4\sim5}$,其次为腰$_5$骶$_1$,男性较女性多见,体力劳动者多见。

2. 诊断依据

(1)病史:常有慢性下腰痛病史,部分患者有创伤病史。多发于 40 岁以上中年人,体力劳动者多见。

(2)症状和体征:主要症状为缓发性、持续性的下腰和腿痛,间歇性跛行,腰部过伸行动受限。腰痛在下腰部、骶部,腿痛多为双侧,可左右交替出现,或一侧轻一侧重。疼痛性质为酸痛、刺痛或灼痛。间歇性跛行是其特征性症状,即当站立和行走时,出现腰腿痛或麻木无力,跛行逐渐加重,甚至不能继续行走,下蹲休息后缓解,若继续行走其症状又出现,骑自行车无妨碍。偶有尿频或排尿困难。脊柱可有侧弯,生理前突减小,可有下肢感觉障碍,腱反射迟钝及肌力减弱或肌肉萎缩。

(3)特殊检查:临床检查可见腰部后伸受限,背伸试验阳性,可引起后背与小腿疼痛,这是本病的一个重要体征。部分患者可出现下肢肌肉萎缩,以胫前肌及踇伸肌最明显,足趾背伸无力。小腿外侧痛觉减退或消失,跟腱反射减弱或消失。直腿抬高试验可出现阳性。但部分患者可没有任何阳性体征,症状和体征不一致是本病的特点之一。病情严重者,可出现尿频尿急或排尿困难,两下肢不完全瘫痪,马鞍区麻木,肛门括约肌松弛、无力或阳痿。

(4)辅助检查

1)X 线摄片检查:显示椎体骨质增生,小关节突增生、肥大,椎间隙狭窄,椎板增厚、密度增高,椎间孔前后径变小,或见椎体滑脱、腰骶角增大等改变。

2)脊髓造影检查:碘柱可显示出典型的"蜂腰状"缺损、根袖受压及节段性狭窄等影像,甚至部分或全部受阻。完全梗阻时,断面呈梳齿状。

3)CT、MRI 检查:有助于明确诊断及量化标准。可显示椎体后缘骨质增生呈骨唇或骨嵴,椎管矢径变小;关节突关节可增生肥大向椎管内突出;椎管呈三叶形,中央椎管、侧隐窝部狭窄及黄韧带肥厚等。

3. 证候分类

(1)风寒痹阻:腰腿酸胀重,时轻时重,拘挛不舒,遇冷加重,得冷痛缓。舌质淡、苔白滑,脉沉紧。

(2)肾气亏虚:腰腿酸痛,细软无力,遇劳更甚,卧则减轻,形羸气短,肌肉瘦削。舌淡苔薄白,脉沉细。

(3)气虚血瘀:面色少华,神疲无力,腰痛不耐久坐,疼痛缠绵,下肢麻木。舌质瘀暗,苔白,脉弦紧。

(4)气滞血瘀:腰腿疼痛剧烈,不能转侧,拒按揉,活动受限,站立行走困难。舌质紫暗,脉弦而涩。

4. 病理分型

(1)中央椎管狭窄:腰腿疼痛,双下肢麻木,跛行,可一侧轻,一侧重。重者有鞍区感觉减退,排尿功能障碍,下肢感觉与肌力减退范围也较大。

(2)侧隐窝狭窄:体征较局限,常有明显的腰肌紧张及相应的椎旁压痛点,相应神经根支配区功能减退或障碍。

(3)神经根管狭窄:也是压迫单一神经根,症状和体征与侧隐窝狭窄相似,主要表现为神经根痛,而无明显的间歇性跛行。临床上很难与单纯后外方椎间盘突出症相鉴别,前者症状较重。

(4)混合型狭窄:兼有以上两个或三个原因,症状与体征更严重。

5. 治疗方法

(1)手法治疗

1)适应证:腰椎椎管狭窄症(纤维性)。

2)操作方法

①拇指推揉法:患者取坐势,医者低坐于患者背后小凳上,用拇指指端在患者骶棘肌处有节奏的由里向外回旋运动,手指必须紧贴皮肤,使皮肤随手法而动。手指切不可在皮肤上移动摩擦(即正骨手法原则之一:内动外不动)。用力方向必须于肌纤维呈垂直方向进行。有时患者背部可靠于医者头部,使腰部骶棘肌放松,便于手法力量渗透至内,增加手法效果。

②绞腰法:患者取坐势,两手交叉抱肩,助手以双膝挟住患者两膝,两手分别按住患者两侧髂前上棘,固定骨盆令勿转动,医者立于患者背

后,左手拉住患者右手腕,右手推住右肩后部,嘱其后仰 30°~40°,腰部尽量放松,并向左旋转至最大限度,术者用力使患者上身迅速向左旋转,这时可听到小关节转动的弹响声。然后用同样方法向反方向再做一次。

③屈肘压膝法:患者仰卧于硬板床上,令患者做双侧屈髋屈膝动作,臀部稍离床面,使腰椎处于屈曲位,医者屈曲左肘关节,以前臂按于患者双膝胫骨结节下缘,右手托起患者臀部,然后左前臂用力按压,右手托起,使患者腰部在床上做滚动样运动,反复多次,至少 10 次。如医者力量较小,可用胸部靠近左前臂,借胸部之力进行按压,有时也可听到弹响声。

④拇指弹拨法:在病变节段棘突边,骶尾关节旁开 1cm 处,膝关节外侧,腓骨小头后下缘处压痛最敏感。为此,在该处压痛点上用拇指指端用力弹拨,能起到很好的止痛效果。手法隔日 1 次,每周 3 次,10 次为 1 个疗程。

(2)牵引治疗:患者取仰卧位,采用旋转可调式床头牵引架行腰椎牵引。牵引前排便,牵引重量为体重的 1/10~1/7,由小重量开始,逐步加量,每次牵引 40 分钟,每日牵引为 2 次,2 次牵引间隔 4~6 小时。牵引架仰角为 30°±5°;总牵引时间 12±5 日;每次牵引解除后卧床 30 分钟后再下地。待患者腰骶部肌肉基本松弛后,进入下一步治疗。

(3)中药疗法

1)中药内治法

①风寒痹阻型:治宜温经散寒,通络行痹,方用蠲痹汤加味内服。

②肾气亏虚型:治宜补气益肾,舒筋通络,药用芪仲腰舒丸、壮腰健肾丸、金匮肾气丸内服。

③气虚血瘀型:治宜益气活血,舒筋活络,药用当归鸡血藤汤加味内服。

④气滞血瘀型:治宜活血化瘀,通络止痛,药用活血止痛汤加减内服。

2)中药外治法

①腰部中药熏洗法:软伤外洗一号,每日 2 次,每次 40 分钟,12 日为 1 个疗程。

②腰部揉药法:平乐展筋丹穴位揉药、关节处揉药和痛点揉药。具体方法是用拇指蘸药粉少许,施于反应点,进行揉药手法。方向为顺时针或逆时针方向;揉药范围为五分硬币大小;频率为每分钟 100～120 转;每处施术 3 分钟,每日 2 次,12 日为 1 个疗程。

③膏药外敷法:活血接骨止痛膏、舒筋活血止痛膏(本院内部制剂)。

(4)针灸疗法:皮肤常规消毒,取肾俞、大肠俞、关元俞、环跳、承山、委中、悬钟、绝骨、阿是穴、腰痛穴,选用 0.30mm × 60mm、0.25mm × 25mm 规格的毫针针刺,留针 30 分钟,每日 1 次,12 日为 1 个疗程。

(5)小针刀疗法

1)定位:在腰部腰椎关节突、横突、棘突、骶骨旁等部位寻找压痛点。在臀部的臀中肌、梨状肌、阔筋膜张肌、髂脊、坐骨结节等部位寻找压痛点。在大腿、小腿等处找压痛点。

2)操作方法:患者取俯卧位,腹下垫 15 cm 厚垫子。治疗点用甲紫做标记,皮肤常规消毒。针刀治疗 7～15 日 1 次,治疗 3～4 次 1 个疗程,疗程间休息 20 日。2 个疗程后进行疗效评定及分析。

①腰骶部棘间:针刀口线平行于后正中线,针刀体垂直于皮肤表面,加压刺入。穿过棘上韧带后,调转针刀口线方向,使之垂直于后正中线,切割、剥离松解棘间韧带及黄韧带 3～5 刀,出针刀,创可贴外敷。

②腰骶部棘旁:棘突旁开 1.5～3cm 处为进针刀点,针刀口线平行于后正中线,针刀体垂直于皮肤表面,加压刺入,至横突骨面后,调转针刀口线方向,使之垂直于后正中线。切割、松解横突附着的肌肉、筋膜,出针刀,创可贴外敷。

③臀部位施术:臀部切口线均与肌纤维走行方向平行进针,达骨面后稍提起,行纵行切割,横行剥离,然后横转刀口,切断部分肌纤维。松解梨状肌上、下孔时,针刀口线平行于人体纵轴,针刀体垂直于皮肤表面,加压刺入。穿过臀大肌深度为达梨状肌肌腹。纵行疏退剥离,

并横向平推 3～5 次。出针刀,创可贴外敷。

④下肢部位施术:针刀口线平行于人体纵轴,针刀体垂直于皮肤表面,加压刺入。纵向疏通剥离,感觉手下松动感,出针刀,创可贴外敷。

(6)康复锻炼:病情较重者可卧床休息,以屈髋、屈膝侧卧位为佳。病情缓解后应加强腹肌锻炼、腰背肌锻炼,可在家人帮助下进行滚床锻炼。卧床期间,加强下肢肌肉关节的主动功能活动。

九、梨状肌综合征

1. 定义

梨状肌是臀部的中层肌肉,位置较深,解剖结构较为特殊。梨状肌起自骶$_{2\sim4}$前面骶前孔的外侧,在出骨盆前有坐骨切迹上缘及骶髂关节囊纤维加入,穿出坐骨大孔,紧贴髋关节囊后上部,向外行走,并移行为肌腱,止于股骨大转子后缘的上部。梨状肌综合征是指梨状肌受到外伤、疲劳、激惹等情况时,发生充血、水肿、痉挛、粘连和挛缩,肌间隙或梨状肌上、下孔变狭窄,挤压其间或周围穿出的神经、血管,而出现的一系列的临床症状和体征,称为梨状肌综合征。归属于中医学"环跳风"的范畴。多发于成年人,男女均可发生。一般久坐、下肢旋转外伤、长时间行走、站立等情况下发生较多。

2. 诊断依据

(1)病史:常有扛抬重物或蹲、站时下肢扭伤史,或有夜间受凉史。

(2)症状和体征:臀部及大腿后侧疼痛,或臀深部有酸胀感,疼痛常向下肢放射,可呈持续性钝痛,发作时呈牵拉样、刀割样、针刺样、烧灼样疼痛,可因感受寒冷、劳累或大小便时加剧。偶有小腿外侧麻木、跛行或行走困难。臀部可触及条索状隆起,梨状肌体表投影区按压可有明显深压痛,并向股后、小腿后外侧及足底放射。

(3)特殊检查:直腿抬高(注意抬高时疼痛弧)阳性和梨状肌紧张试验阳性。

（4）辅助检查：X线摄片检查无异常发现。

3．证候分类

（1）风寒湿痹型：因感受风寒引起。臀部及下肢酸胀，疼痛，拘急，屈伸不利，行走不便。风气盛疼痛者，可呈游走性并有明显拘紧感；湿气盛者则酸困重着，麻木不仁；寒气盛者则疼痛剧烈，遇冷更甚，得温则舒。舌质淡，苔薄白，脉弦紧和浮紧。

（2）血瘀气滞型：因外伤引起。臀部疼痛剧烈，固定不移，拒按压，痛如针刺刀割，入夜尤甚，肌肉坚硬，肢体拘挛，活动不便。舌质暗红和有瘀斑，苔薄白，脉弦涩。

（3）湿热阻络型：臀部及下肢痛不可近，烧灼难忍，遇热而重，得冷则缓，常有出汗，恶心，口干渴，烦闷躁动。舌红苔黄，脉弦数。

（4）气血亏虚型：久病未治，疼痛不愈，酸困隐隐，屈伸不利，行走困难，肌肉瘦削，皮肤感觉迟钝和麻木不仁，身倦乏力，语怯懒言。舌质淡，苔薄白，脉细弱无力。

4．治疗方法

（1）手法治疗

1）第一步放松手法：医者先用捋顺手法，自臀部至足跟上下进行，再用擦法、掌揉法或肘揉法、推法于臀部（以环跳为中心）、腰骶部及下肢后方进行，施术5分钟，放松臀部及患肢肌肉。再以点、按、压手法进行，以肘尖、拇指、掌根点按环跳、承扶、殷门、委中、委阳、阳陵泉、承山等穴，各1分钟，以"得气"为度。

2）第二步弹拨理筋手法：先进行肌肉弹拨手法，患者取俯卧位，医者以肘尖或双拇指重叠置于患侧梨状肌压痛点处，先平行肌肉进行理顺，再垂直肌肉方向进行弹拨，力量先由轻而重，再由重渐轻地进行，以患者耐受为度。在进行牵拉松弛梨状肌手法，选择俯卧位，屈曲患侧小腿90°，医者用一手肘部点压痛点，用另一手扶患侧下肢踝部，不断内收外旋患侧髋关节，过程中逐渐用肘部对痛点施压，由轻到重进行。

3）第三步是整合类手法：先用双手拿捏患侧下肢，再用拍打手法拍打臀部以下患肢,然后用掌推法推擦患侧臀部及下肢后侧,最后用牵抖手法牵抖患肢。术毕。

(2)中药疗法

1)中药内治法

①风寒湿痹型:基本治则为祛风散寒,除湿通痹,常用蠲痹汤、乌头汤、羌活胜湿汤加减内服。中成药可用小活络丹等。外用熨风散热敷。

②血瘀气滞型:基本治法为活血化瘀,通络止痛,可用身痛逐瘀汤、舒筋活血汤等加减内服。中成药可用筋骨痛消丸,每次 6g,每日 2 次,口服。

③湿热阻络型:基本治法为清热祛湿,除风通络,常用宣痹汤、清痹汤合四妙散或二妙散加减内服。中成药可用加味二妙丸合筋骨痛消丸,每次各 6g,每日 2 次,口服。

④气血亏虚型:基本治法为补气养血,舒筋通络,常用养血荣筋丸、当归鸡血藤汤等加减内服。中成药可服大活络丸,每次 6g,每日 2 次。

2)中药外治法:软伤外洗一号,药物水煎后,将药液放入自动温控熏洗床的熏洗槽内,暴露患侧臀部于熏洗槽上,周围用毛巾被掩盖,进行熏洗,本患者耐受温度为 55°,每日 2 次,每次 40 分钟,12 日为 1 个疗程。

(3)针灸疗法:选用环跳、殷门、环中、秩边、阳陵泉穴,直刺进针得气后,自穴位地部一次退至穴位天部,然后更换针尖方向,上、下、左、右透刺,待插入地部后,一次退至天部。手法操作完毕后,留针 30 分钟。风寒湿痹型配合温针灸。气滞血瘀型配合叩刺拔罐,每日 1 次,10 次为 1 个疗程。

(4)臭氧注射治疗

1)适应证:适用于各型梨状肌综合征。

2)操作方法:患者俯卧位,双侧臀部皮肤常规消毒,铺巾。找到压痛点后,用一次性注射器抽取浓度为 40μg/ml 的医用臭氧 10ml 注入。注意臭氧气体应向不同方向分多次注射,尽量保证其在梨状肌内分布范围较大。而且每次注射前须在回抽无血及针头刺入后无麻痹感的情况下才能注入臭氧气体,防止气体注入血管或直接注入坐骨神经鞘内。术后患者即可下床活动,需要重复注射者,一般在第一次术后1～2周注射为宜。

(5)粗针松解治疗

1)适应证:适用于上述疗法无效的梨状肌综合征。

2)操作方法:用合金银制成针芯的套针,构造分5个部分:针尾、针柄、针身、针尖、针柄及针身之间的针根。针身长120mm、直径205mm。针尖呈有侧孔的钝圆头形。具体操作方法为:①定位:髂后上棘与坐骨结节下缘连线的上1/3与下2/3交界处为穿刺点。②麻醉:1‰利多卡因做穿刺点皮丘。③分离松解:根据患者胖瘦在穿刺点缓缓垂直进针4～8cm达梨状肌部,寻找异感,即出现下肢放射性麻木感时退针5mm,并向一侧偏斜25°～30°再进针10mm,纵行分离松解坐骨神经一侧3次,然后同样方法松解坐骨神经另一侧,左后行弹剥2～3次。出针后用创可贴贴敷针孔。

(6)康复锻炼:急性期行床上功能锻炼,即刻开始床上不负重功能锻炼,以内收外展、内旋外旋、屈曲伸直髋关节锻炼。治疗1周后进行散步、前后内外甩腿、内外八字下蹲等功能锻炼。锻炼要量力而行,循序渐进。1个月后逐渐增加户外活动及体育锻炼。

十、骶髂关节炎紊乱症

1. 定义

骶髂关节逐渐由前方尾侧的滑膜关节向后方头侧移行为韧带联合性关节。骶骨关节面朝向后外,髂骨关节面朝向前内,其耳状面变异很大,呈"L"形、"C"形或钝角形,随着年龄的增长,骶髂关节变得粗糙、不规则。骶髂关节紊乱又称骶髂关节错缝、骶髂关节损伤等,是由于骶髂关节受到撞击、扭挫伤、疲劳、肌肉无力等情况发生骶髂关节位置功能紊乱,出现骶髂关节疼痛、腰部疼痛、坐骨神经疼痛、活动受限等,不能行走、站立等,活动后症状加重,休息后症状缓解。多见于成年以上患者。

骶髂关节在解剖上是非典型的滑液关节,运动范围极小,旋转运动范围一般为 $1.2°\sim1.7°$,平均位移 $0.7\sim0.9mm$,是一个不规则的微动关节。骶髂关节作为微动关节,由周围肌肉、筋膜和韧带等共同限制和固定。因此,人们虽然经常负重,但造成骶髂关节扭挫伤或移位者较少,只有在受到较大暴力的冲击下,才能推动骶髂关节超过生理所允许的活动度,引起关节周围的肌筋、韧带损伤而发病。

当弯腰拾取重物时,膝关节伸展,髋关节强力屈曲,髂骨过度后旋,则易造成后半脱位;反之,当膝关节屈曲,同侧髋关节强力伸展,髂骨过度前旋,则造成前半脱位;或者突然跌倒,单侧臀部着地,地面的作用力通过坐骨结节向上传导,而躯体向下的冲击作用力通过骶骨向下传导,骶髂关节受到剪切力,导致骶髂关节紊乱。当关节错位后,周围肌肉韧带损伤、滑膜嵌顿、炎症物质堆积,创伤性炎症刺激可波及周围的骶丛神经、股后皮神经及其周围肌肉韧带,从而产生腰骶及坐骨神经痛。也可伴随出现骶尾部、会阴区、盆腔脏器等相应症状。

2. 诊断依据

(1)发病特点:大多数患者有明显的外伤史,如突然滑倒,单侧臀部着地,或上身负重走路,单侧下肢踏入坑地,或单侧下肢突然负重等原因。部分产后或中老年妇女可无明显外伤史逐渐发病。症状主要为一侧腰臀部有明显疼痛,疼痛程度不一,多表现为跛行,患肢不敢着地,单脚跳动则疼痛加剧,坐位时患侧臀部不敢着力,平卧及翻身困难,患肢保持屈髋屈膝位。部分患者由于骶丛或坐骨神经受到刺激或压迫,产生丛性或干性神经痛,出现腰骶部疼痛,向患侧下肢沿坐骨神经走行放射性疼痛、麻木。影响臀上神经,引起腰骶部疼痛;影响股神经,出现大腿前侧疼痛,影响闭孔神经时,出现大腿内侧疼痛。极少数患者可刺激阴部神经、盆神经,患者出现肛门下坠感和尿频、尿急。

体格检查可见患侧骶髂关节肿胀,较健侧隆起,两侧髂后上(下)棘高低不等,双下肢假性不等长。局部明显压痛,叩击痛,"4"字试验阳性,床边试验、单髋后伸试验、骨盆分离或骨盆挤压试验阳性,单腿跳跃试验阳性。部分患者可出现多神经干性分布区感觉障碍,或膝、跟腱反射减弱或消失。骶髂关节紊乱根据髂骨移位方向不同,临床上一般分为前错型和后错型,前错型触诊髂后上棘向上向内移位,病侧肢体变短。后错型触诊髂后上棘向下向外,病侧肢体变长。

(2)诊断要点

1)多有外伤史或孕产史。

2)单侧或双侧骶髂关节及臀外上方疼痛,且有压痛,翻身疼痛加重。

3)骶髂关节周围肌肉痉挛,下肢活动受限,不能久坐久行,歪臀跛行。

4)检查可见患侧骶髂关节肿胀,较健侧凸起或凹陷。

5)患侧髂后下棘的内下角有压痛、叩击痛,有时可触及痛性结节。

6)双下肢量比检查以观察双下肢足跟量比差,0.5cm 以上有诊断价值,1cm 以上有确诊意义,通常不超过 2cm。

7)两侧髂前、后上棘不对称,髂峰不平,骶峰不居中或骶沟不对称。

8)骨盆分离、挤压试验阳性,骶髂关节"4"字试验阳性,下肢后伸试验阳性,单足站立试验阳性。

9)X 线摄骨盆平片检查,患侧骶髂关节间隙略为增宽,关节面排列紊乱,耻骨联合略有上下移动,晚期患者可见关节边缘增生或骨密度增高。两侧髂峰左右不等高,髋骨左右不等宽,闭孔左右不对称,骶骨不居中;CT 诊断可见明显关节间隙不对称。

3. 治疗方法

(1)手法治疗

1)理筋手法

①部位及取穴:骶髂关节部、臀部及八髎、秩边、环跳、委中穴。

②手法:擦法、按揉法、按法、压法、扳法、擦法、髋关节被动运动。

③操作方法:骶髂关节扭伤治法施擦法于骶棘肌和骶髂关节及臀部2～3分钟。在患侧骶髂关节处重点施拇指按揉2～3分钟。指按或指

压八髎、环跳、秩边等穴各 1～2 分钟,以酸胀为度,从而达到解痉止痛之目的。待肌肉痉挛解除后,配合髋关节后伸和外展的被动运动 1～2 分钟。下肢疼痛者,加擦法施于下肢部 2～3 分钟;擦患处,以透热为度。

2)正骨手法

①前错型手法正骨治疗

腰部斜扳法:选取健侧卧位,伸直健侧下肢,患肢在伤,屈膝屈髋,医者一肘向后推肩前部固定,另一肘放在臀髋部向腹侧用力做斜扳。

屈髋屈膝加压法:患者仰卧位,伸直健侧下肢,助手两手按压固定膝上下部,医者立于患侧旁,一手握定患肢小腿或远端或近端;另一手扶按膝部,先屈伸旋转患髋数次,然后屈膝屈髋向健侧季胁部用力加压,此时可闻及复位响声。

②后错型手法正骨治疗

侧卧位腰部背伸扳法(或叫侧卧单髋过伸复位法):患者侧卧位,健侧在下,伸直下肢,医者一手紧握患肢踝部,另一手掌固定顶推患侧髂后上棘,向后过伸患肢,向后扳至最大限度后,突然加相反方向推拉力,常可闻及复位响声。

腰部后伸扳法(或俯卧单髋过伸复位法):患者俯卧位,医者立于患侧,一手按压患侧骶髂关节,另一手托位患膝上部,先旋转髋关节数次,将下肢后伸扳至最大限度,然后协调用力两手成相反主向的扳按,常可闻及复位响声。

(2)中药疗法

1)中药内治法:循平乐正骨三期用药基本原则进行辨证施治用药。急性期给予口服活血灵汤每日 1 剂,具有活血化瘀,消肿止痛功效;手法复位后口服芪仲腰舒丸及养血止痛丸,每次 6g,每日 2 次。

2)中药外治熏洗法:软伤外洗一号,药物水煎后,将药液放入自动温控熏洗床的熏洗槽内,暴露患侧臀部于熏洗槽上,周围用毛巾被掩盖,进行熏洗,患者耐受温度为 55°,每日 2 次,每次 40 分钟,12 日为 1 个疗程。

(3)针灸疗法:依据《素问·缪刺论篇》"以月死生为数,月生一日一痛,二日二痛,十五日十五痛,十六日十四痛"为依据,选取髂前上棘上部到骶髂关节阿是穴(沿髂前上棘到骶髂关节结合部上缘每1cm一针)和八髎穴,形成"C"字形或者反"C"字形。选用0.35mm×75mm针灸针,深刺40mm,使患者出现酸胀沉困的针感,然后用提插补泻的方式补法操作,得气后在针柄放置艾绒点燃,留针40分钟,每日1次,共10日。

(4)小针刀疗法:患者俯卧位,在腰$_{4\sim5}$、骶$_1$横突处或骶骨面、臀中肌等压痛点明显处,尤其是有内在结节、条索状处,记号笔做上记号。常规无菌消毒后,进行针刀刺切,行纵行切割,横行剥离,遇到结节或条索状物时,反复切割,或纵行或横行,直到结节清除,并且留针刀1~2分钟出针刀,敷创可贴。

(5)康复锻炼:复位治疗前行床上屈膝屈髋、内外旋转髋关节活动性锻炼;复位3日后即可床上行飞燕式功能锻炼。患者俯卧,上肢后伸,头与腰尽力向上背伸,同时下肢亦用力向上后伸离床,全身翘起,仅让腹部着床呈一弧形;站立位,患者双上肢支撑,患肢前后、内外甩动,每日2~4组,每组10~15次。

十一、膝关节骨性关节炎

1. 定义

膝关节骨性关节炎(knee joint osteoarthritis,KOA)是一种以关节软骨变性和丢失及关节边缘和软骨下骨质增生为特征的慢性关节炎疾病。其主要临床表现为进行性发展的膝关节疼痛、肿胀、僵硬及活动受限,严重时导致膝关节畸形,甚至膝关节功能丧失。KOA是引起欧美女性第四位和男性第八位劳动力丧失的主要原因。在我国大于55岁的人群中约60%X线KOA表现,65岁以上的老年人KOA的发病率可达85%。从流行病学研究发现,年龄、性别、体重、雌激素因素、遗传因素、创伤、骨密度、营养情况、职业性质、生活方式是容易导致KOA的危险因素。

中医学没有膝关节骨性关节炎的病名，但其病因病机、症状体征散见于诸多古籍文献中。《素问·痹症》云："风寒湿三气杂至，合而为痹，"因其四时受邪部位不同，分为"筋痹""脉痹""肌痹""皮痹""骨痹"，这是关于膝关节骨性关节炎痹症的演变过程的最早记载。《素问·脉要精微论》记载有："膝者，筋之府，屈伸不能，行将偻俯，筋将惫矣"，描述了膝骨关节炎的症状体征。《素问·举痛论》指出，不通则痛，不荣则痛；《张氏医通》谓："膝为筋之府……膝痛无有不因肝肾虚者，虚则风寒湿气袭之。"中医学认为，KOA 的基本病机是本虚标实，肾阳虚、寒湿是膝关节骨性关节炎的基本辨证要素。

2. 诊断依据

参照中华医学会骨科学分会《骨关节炎诊治指南（2007 年版）》诊断。①近 1 个月内反复膝关节疼痛；②X 线片（站立或负重位）示关节间隙变窄、软骨下骨硬化和（或）囊性变、关节缘骨赘形成；③关节液（至少 2 次）清亮、黏稠，白细胞（WBC）＜2000/ml；④中老年患者（≥40岁）；⑤晨僵≤3 分钟；⑥活动时有骨擦音（感）。综合临床、实验室及 X 线检查，符合①②条或①③⑤⑥条或①④⑤⑥条，可诊断膝关节骨性关节炎。

3. 证候分类

(1)风寒湿痹证：肢体关节酸楚疼痛，痛处固定，有如刀割或有明显重着感或患处表现肿胀感，关节活动欠灵活，畏风寒，得热则舒。舌质淡，苔白腻，脉紧或濡。

(2)风湿热痹证：起病较急，病变关节红肿、灼热、疼痛，甚至痛不可触，得冷则舒为特征，可伴有全身发热，或皮肤红斑、硬结。舌质红，苔黄，脉滑数。

(3)瘀血闭阻证：肢体关节刺痛，痛处固定，局部有僵硬感，或麻木不仁。舌质紫暗，苔白而干涩。

(4)肝肾亏虚证：膝关节隐隐作痛，腰膝酸软无力，酸困疼痛，遇劳更甚。舌质红、少苔，脉沉细无力。

4. 病理分型

(1)根据 Kellgren 和 Lawrecne 的放射学诊断标准,骨性关节炎分为五级。

0级:正常。

Ⅰ级:关节间隙可疑变窄,可能有骨赘。

Ⅱ级:有明显的骨赘,关节间隙轻度变窄。

Ⅲ级:中等量骨赘,关节间隙变窄较明确,软骨下骨质轻度硬化改变,范围较小。

Ⅳ级:大量骨赘形成,可波及软骨面,关节间隙明显变窄,硬化改变极为明显,关节肥大及明显畸形。

(2)根据临床与放射学结合,可分为以下三期。

早期:症状与体征表现为膝关节疼痛,多见于内侧,上下楼或站起时犹重,无明显畸形,关节间隙及周围压痛,髌骨研磨试验(+),关节活动可。X线表现(0~Ⅰ级)。

中期:疼痛较重,可合并肿胀,内翻畸形,有屈膝畸形及活动受限,压痛,髌骨研磨试验(+),关节不稳。X线表现(Ⅱ至Ⅲ级)

晚期:疼痛严重,行走需支具或不能行走,内翻及屈膝畸形明显,压痛,髌骨研磨试验(+),关节活动度明显缩小,严重不稳。X线表现(Ⅳ级)。

5. 平乐正骨"筋滞骨错"理论辩证思维方法

膝关节骨性关节炎是临床常见病、多发病,患者多以膝关节疼痛,上下楼梯、起蹲、爬山时功能活动受限为主诉来院就诊。功能受限是其外在表现,而软骨、半月板、韧带等组织结构的损伤、退变、错缝则是诱发症状的病理基础。在我们诊断疾病的时候,既要从整体的角度出发,诊查腰、髋、膝、足踝的情况,又要着重检查膝关节局部的状况;在我们治疗疾病时,既要采用平乐正骨"筋滞骨错"手法调整膝关节错缝以恢复其结构,又要采用针刺心膝穴、胆穴已恢复膝关节的功能;在我们指导康复锻炼时,既要注意急性期以静为主、以动为辅的防护原则,又要强调在恢复期以动为主、以静为辅的锻炼要求。从而充分发挥整体与局部辨证统一、功能与结构统筹兼顾、动与静有机结合的辩证思维方式的作用。

6. 治疗方法

(1)手法治疗

1)理筋滞手法

①患者俯卧位,松解竖脊肌、腰方肌,擦法 2 分钟;肾俞穴、大肠腧穴,点按法,每个穴位 30 秒钟。

②患者俯卧位,松解臀大肌、臀中肌,擦法 2 分钟;环跳穴、秩边穴,点按法,每个穴位 30 秒钟。

③患者俯卧位,松解股二头肌、半膜肌、半腱肌,掌根揉法、拿捏法 2 分钟;承扶穴,点按法 30 秒钟。

④患者俯卧位,松解腓肠肌、比目鱼肌,掌根揉法、拿捏法 2 分钟,委中穴、承山穴点按法 30 秒钟。

⑤患者侧卧、屈髋屈膝位,松解阔筋膜张肌、髂胫束,擦法、拇指揉法 2 分钟。

⑥患者仰卧位,松解股四头肌,拿捏法、拇指揉法 2 分钟。

⑦患者仰卧髋外展屈膝位,松解股内侧肌群,拇指揉法 2 分钟。

⑧患者仰卧位,提拉髌骨,五指成爪状,由轻到重,再由重到轻,每次提 6 秒钟,放松 3 秒钟,共 6 次,以患者稍有痛感、耐受为准。

⑨患者仰卧位,点按膝五穴(血海、梁丘、内膝眼、外膝眼、阳陵泉)、阿是穴,每个穴位 30 秒钟。

2)纠骨错手法

①纠膝关节错缝:仰卧位屈膝提拉法。

②纠腰椎骨错:腰椎侧卧位斜扳法。

③纠骨盆倾斜:俯卧位顿拉法。

(2)中药疗法

1)中药内治法

①风寒湿痹证

治则:祛风散寒,除湿止痛。

方药:防己黄芪汤合防风汤加减。防风、防己、黄芪、羌活、独活、桂枝、秦艽、当归、川芎、木香、乳香、甘草。

②风湿热痹证

治则:清热疏风,除湿止痛。

方药:大秦艽汤加减。秦艽、当归、甘草、羌活、防风、白芷、熟地黄、茯苓、石膏、川芎、白芍、独活、黄芩、生地黄、白术、细辛等。

③瘀血闭阻证

治则:活血化瘀,舒筋止痛。

方药:身痛逐瘀汤加减。桃仁、红花、当归、五灵脂、地龙、川芎、没药、香附、羌活、秦艽、牛膝、甘草。

④肝肾亏虚证

治则:滋补肝肾,强壮筋骨。

方药:熟地黄、淫羊藿、骨碎补、土茯苓、川牛膝、炒莱菔子、秦艽、白芍、鸡血藤、鹿衔草、全蝎粉(冲)、蜈蚣粉(冲)、土鳖虫粉(冲)。

2)中药外治法

①中药熏洗法:采用医院软伤外洗一号方,配合恒温熏洗床,行中药熏洗,每次 40 分钟,每日 2 次,20 日为 1 个疗程。

②揉药法:平乐展筋丹穴位揉药、关节处揉药和痛点揉药。具体方法是用拇指蘸药粉少许,施于反应点,进行揉药手法。方向为顺时针或逆时针方向;揉药范围为五分硬币大小;频率为每分钟 100～120 转;每处施术 3 分钟,每日 2 次,12 日为 1 个疗程。

③膏药外敷法:活血接骨止痛膏、舒筋活血止痛膏(本院内部制剂)。

(3)针灸疗法

1)体位:坐位或仰卧位,膝关节屈曲 90°。

2)取穴:局部取内外膝眼、血海、梁丘、足三里、阿是穴;远处取昆仑、悬钟、三阴交、太溪穴。

3)操作方法:进针前穴位皮肤碘酒消毒,再用 75% 乙醇脱碘消毒;

选用 0.35 mm×75 mm 规格的毫针傍刺,采用指切或夹持进针法,垂直于皮肤进针,针刺深度按部位不同在 10～25mm 范围,捻转得气(局部酸,胀,重,麻感)后留针,并在内外膝眼针柄上插入 2 cm 艾炷,并点燃,待艾条燃尽后起针(注意预防烫伤)。温针每日 1 次,20 日为 1 个疗程。

(4)小针刀疗法:分析病情,寻找高应力点、神经卡压点及引起功能障碍畸形的原因,选择不同治疗点,进行松解与解锁。高应力点主要包括:①韧带(髌前韧带止点,内、外副韧带起止点,髌骨斜束韧带起点);②滑囊(髌上、下囊,鹅足囊,腘窝囊等);③关节内:翳状皱襞起点、脂肪垫、髌尖内血管襻;④神经卡压点(隐神经髌下支、腓总神经腓骨小头部卡压点)。

1)体位:应用针刀松解法治疗时,一般先选择仰卧位治疗膝前部,然后再选俯卧位治疗膝后部分。

2)操作方法:患者先仰卧位,以充分暴露膝关节(膝下垫一软枕),碘伏皮肤消毒,根据病情轻重和功能障碍关键点(主要三大部分:肌腱、韧带、关节囊)进行松解治疗。

①髌前松解:松解髌前韧带止点(胫骨结节附着处),进行纵向剥离。松解髌下脂肪垫,从两侧膝眼处斜向 45°进针,有柔韧感时进行通透剥离。然后将针刀退至髌尖两侧,直达髌下翼状皱襞。将刀口线垂直于翼状皱襞内侧切割 1～2 刀。如髌骨上下活动度明显变小,可将针刀改为治髌尖下骨面内侧缘横向松解髌骨滑膜皱襞附着点,横向切割 2～3 刀,使其张力减低。髌骨上下左右活动度均小,可选择髌骨斜束支持带附着点。

病程过久,髌尖处可形成血管襻(小血管纡曲增生,牵拉髌骨而疼痛),可将针刀沿髌尖左右两侧斜束支持带和髌韧带夹角部沿髌尖平行进针,切割已增生变性的血管襻,突破柔韧部分。术后可能有少量出血,需要压迫 1～2 分钟。当此处增生的小血管神经束被切割破坏后,疼痛可消失。松解股胫关节变窄部位的侧副韧带:去除软枕,使膝关节呈伸位,使侧副韧带处于紧张状态。在侧副韧带起止点(位于股骨内外髁外侧缘和胫骨髁内外侧），必要时松解腓侧副韧带起止点，或髂胫束止点，（胫骨髁外侧和腓骨小头外侧）。注意：不要伤及腓总神经！

②膝后松解：膝后胫侧的半腱肌、半膜肌、腘肌、腓肠肌止点，腓侧的跖肌，腓肠肌外侧头，股二头肌止点。方法是沿肌纤维方向平行进针，达骨面后剥离2～3次，不要横向切割。

③关节囊松解：病变关节囊由于长期高应力状态，使囊壁变性、变厚、挛缩、粘连，外膜与相关肌腱筋膜密切相连，不同程度地增加了关节的拉应力；同时，囊内压处高张力状态，加上囊内液体增多，协同致炎因子相互作用，引起严重疼痛症状。松解后一方面减张、减压，同时也解除了相关神经支配区域的卡压。松解部位如下。

髌上囊：附于股骨髌面上方浅窝边缘及股四头肌深面，当KOA时，可产生大量积液。

髌前皮下囊：位于髌骨前方深层皮下组织内，在髌骨下半和髌韧带上半皮肤之间，股四头肌前方。KOA时，膝关节屈曲功能受限，松解连结此囊的周边肌腱筋膜，增加其活动度。

髌下皮下囊：在胫骨粗隆下半与胫骨之间。功能同髌前皮下囊。

髌下深囊：位于髌韧带深面与胫骨之间。作用与以上两囊相同。

膝外侧滑液囊：包括股二头肌下囊，腓肠肌外侧头腱下囊，腘肌下稳窝囊，腓侧副韧带与腘肌腱之间滑液囊。这些囊壁不同程度地与膝关节副韧带腘肌起点及外侧半月板相连。当KOA时，解决关节屈曲障碍必做。

膝内侧滑液囊：如鹅足囊，半膜肌囊，腓肠内侧头腱下囊；其中鹅足囊炎常与脂膜炎并存。多见于50岁以上偏胖女性。

腘窝囊肿：或称腘窝滑囊炎。KOA时较常见，患者自觉膝后发胀，下蹲困难。与关节相通者名为滑膜憩室，不通者名为滑囊炎，好发于腘窝后外侧。开口位置相当于腓肠肌、半膜肌滑液囊的交通口，紧贴腓肠肌内侧头之下。在此疏通剥骨有望使液体经口外泄，减轻肿胀。

以上关节囊的松解法主要采取透通切割法，必要时做"十"字切开

2~3刀,使囊内压减低。液体超过5ml时,可用无菌针管抽出,再将原针头注入2%利多卡因2ml,加得宝松5mg,并用小棉垫加弹力绷带固定3~5日。注意固定物以下血液循环情况,不要太紧,以防深静脉血栓形成。

如经2~3次治疗滑液仍不减少时,可考虑在抽取滑液后,用消痔灵2~3ml,2%利多卡因2~3ml缓缓注入囊内,外加棉垫加压气垫,使囊壁粘连。

(5)康复锻炼:国外对KOA的手法研究较少,主要以运动疗法为主,世界各国的骨性关节炎相关指南中均不同程度推荐运动疗法。2009年,澳大利亚皇家全科医师学会《髋膝骨性关节炎非手术治疗澳洲指南》推荐陆上运动和水中运动。2012年,《关于手部、髋部和膝部骨性关节炎的非药物和药物治疗的建议》(ACR)也强烈推荐运动疗法的陆上运动和水中运动。2013年,《髋膝非药物治疗的治疗建议》(EU-LAR),推荐小剂量高频率运动,逐渐加大剂量,并将运动融合到日常生活中,运动方式包括肌力训练、有氧训练、附属关节活动/牵拉活动。2013年《膝关节骨性关节炎循证医学指南(第2版)》(AAOS)强烈推荐自我管理项目,包括力量训练、低强度有氧运动、神经肌肉训练。2014年,更新的《骨性关节炎:成人护理及管理指南》(NICE)中,运动疗法包括肌力训练和有氧训练、患者自我管理及教育、超重患者减重被推荐为核心治疗。2014年,更新的《膝骨性关节炎非手术治疗指南》(OAR-SI)推荐陆地运动、水中运动、力量训练作为非药物治疗手段治疗单纯性膝关节骨性关节炎。但学术界对KOA运动疗法分类尚不统一,结合目前已发表的文献研究,大体可分为肌力训练(等长收缩、股四头肌锻炼、等张肌力训练、等速肌力训练),关节活动范围疗法(主动运动、被动运动),本体感受训练,神经生理治疗,有氧运动,水中运动疗法,全身运动疗法等。

十二、跟痛症

1. 定义

跟痛症是由一系列疾病导致的足跟部疼痛症候群。跟痛症也是常见病的一种,好发于中老年人,按部位可把跟部疼痛分为跟跖侧疼痛和跟后部疼痛。前者常由于跖腱膜炎、跖腱膜断裂、跟脂肪垫炎、足底外侧神经第一支卡压症、跟骨骨刺、跟骨骨膜炎、跟骨骨折等引起。后者则常由跟腱炎、跟腱滑囊炎等引起。而跟腱炎又可分为非止点性跟腱炎和止点性跟腱炎。在儿童,跟后部疼痛多见于跟骨结节骨骺炎。

2. 诊断依据

(1)临床表现:显著的足跟疼痛,疼痛以晨起下床站立或行走时剧烈,活动后减轻,久行久立后疼痛加重,休息后又减轻。疼痛部位一般较局限。可伴有足底胀麻感或紧张感。得热则舒,遇冷痛增。

(2)体格检查:足跟局部可见轻微肿胀,表面皮肤增厚,皮色略红,肿块触之有囊性感。有明显的压痛点。跟骨底面结节部的骨刺或跖筋膜炎压痛点多在跟骨基底结节的前下方偏内侧;跟骨脂肪垫变性压痛点多在跟骨结节下方正中或偏后缘;跟腱止点滑囊炎压痛点多在足跟后上方,在跟骨粗隆结节上时可摸到增厚的滑囊等软组织的结节状物。

(3)影像检查:X线可见足骨疏松,足跟后部及底部软组织阴影增厚,在增厚软组织下方有时可见骨皮质轻度破坏及腱止点骨质增生,有时也能见到骨膜增厚。

3. 证候分类

(1)气滞血瘀证:足跟痛如刺,痛处固定,拒按,动则更甚,舌质紫暗或有瘀斑,苔薄白或薄黄,脉弦紧或涩。

(2)湿热内蕴证:足跟局部疼痛,轻度红肿,有热感,压痛明显,伴口渴不欲饮,舌苔黄腻,脉濡数。

(3)寒湿痹阻证:足跟冷痛重着,痛有定处,遇寒加重,得热减轻,舌质淡、胖,苔白腻,脉细数。

(4)肝肾亏虚证:足跟痛缠绵日久,反复发作,劳则更甚,休息减轻,腰膝酸软无力,可伴心烦失眠,口苦咽干,舌红少津,脉弦细而数;或伴四肢不温,形寒畏冷,筋脉拘挛,舌质淡胖苔薄白,脉沉细无力。

4.治疗方法

(1)手法治疗:在痛点及其周围做按摩、推拿手法,以温运气血、减轻疼痛。

(2)中药疗法

1)中药内治法

①气滞血瘀证

治则:理气活血,化瘀止痛。

方药:身痛逐瘀汤加减。川芎、当归、五灵脂、香附、甘草、羌活、没药、牛膝、秦艽、桃仁、红花、地龙等。

中成药:筋骨痛消丸、七厘散等。

②湿热内蕴证

治则:清热化湿,通络止痛。

方药:四妙丸加减。苍术、牛膝、黄柏、薏苡仁、杜仲、鸡血藤、川芎、延胡索、当归等。

中成药:四妙丸等。

③寒湿痹阻证

治则:祛湿散寒,通络止痛。

方药:独活寄生汤加减。独活、桑寄生、杜仲、牛膝、党参、当归、熟地黄、白芍、川芎、桂枝、茯苓、细辛、防风、秦艽等。

中成药:小活络丹等。

④肝肾亏虚证

治则:补益肝肾,通络止痛。

方药:左归丸或右归丸加减。熟地黄、山药、山茱萸、枸杞子、菟丝子、鹿角胶、龟甲胶、川牛膝等;或熟地黄、山药、山茱萸、杜仲、枸杞子、菟丝子、鹿角胶、肉桂、附子、当归等。

中成药:左归丸、右归丸、抗骨增生胶囊等。

2)中药外治法

①中药熏洗法:外用软伤外洗一号熏洗患足。

②揉药法:平乐展筋丹穴位揉药、关节处揉药和痛点揉药。具体方法是用拇指蘸药粉少许,施于反应点,进行揉药手法。方向为顺时针或逆时针方向;揉药范围为五分硬币大小;频率为每分钟 100～120 转;每处施术 3 分钟,每日 2 次,12 日为 1 个疗程。

(3)针灸疗法:取痛点及昆仑、仆参、太溪、水泉等穴,隔日 1 次,针灸并用,10 次为 1 个疗程。

(4)小针刀疗法:采用本法应痛点部位准确,定点无误。痛点广泛,压痛点不明显者一般不采取本法治疗。患者俯于治疗床上,踝关节前缘垫一软枕,足跟朝上,将足垫稳,选压痛最明显的一点做标识。常规消毒,铺无菌巾和洞巾。在无菌条件下用汉章牌针刀垂直进针,刀口线与足纵轴方向一致,垂直刺达骨而后稍退针 0.3～0.5cm。助手将患足过度背屈,使跖腱膜或跖长韧带紧张,患者有酸胀感后先做纵向切割剥离 2～3 刀,然后再横向铲剥 2～3 次,出针,挤出针孔内余血。如有骨刺,不强求将骨刺铲平。术毕用创可贴敷贴针眼,并轻压 2～3 分钟。术后 48 小时保持局部清洁干燥,多数患者一次治愈。

(5)康复锻炼:减少站立,承重及行走,穿软底或带软垫的鞋,症状好转 4 周内应避免走长路。6 周开始逐渐正常工作及生活。